AF827975

KSENIJA
RODOS

Einschlaf-rituale für dein Kind

Mit Achtsamkeit zu friedlichen Nächten

nymphenburger

Inhalt

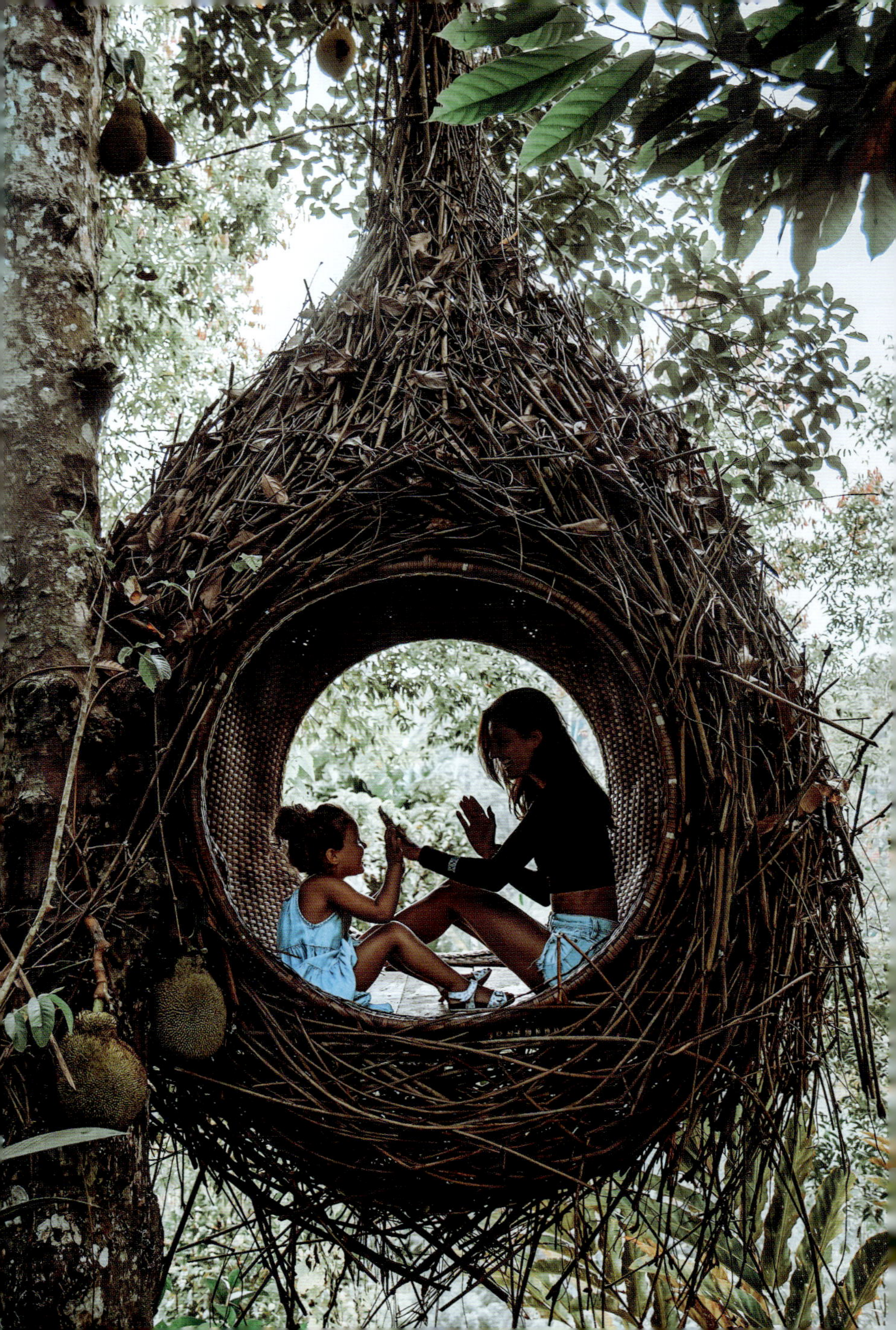

VORWORT

Es gibt wohl kaum ein Thema, das für frischgebackene Eltern wichtiger ist, als der Schlaf ihrer Kinder. Bereits vor der Geburt bereiten uns Freunde und Familie auf die vielen schlaflosen Nächte vor. Für keinen anderen Bereich der Elternschaft gibt es so viele Ratgeber und das ist absolut verständlich. Wir wissen alle, dass wir weniger Energie haben und allgemein reizbarer sind, wenn unsere Grundbedürfnisse, wie ausreichend Schlaf, nicht gestillt sind. Wenn wir als Eltern übermüdet sind, fällt es uns auch schwerer, auf die Bedürfnisse unserer Kinder einzugehen. Dabei ist das liebevolle Eingehen auf diese Bedürfnisse, besonders in den ersten zwei Lebensjahren, entscheidend für ihre Entwicklung und eine sichere Bindung zwischen Eltern und Kind.

Historisch und kulturell gab es viele verschiedene Theorien darüber, wie Kinder schlafen sollten: in welcher Umgebung, wie oft, wie lange und ab welchem Alter sie durchschlafen sollten. Diese Ansichten variieren auch heute noch stark. Oft übernehmen frischgebackene Eltern die Ansichten ihrer eigenen Eltern, die von Generation zu Generation weitergegeben wurden. In einigen Kulturen ist der Glaube, dass Eltern in den ersten Jahren nach der Geburt ihres Kindes unvermeidlich unter Schlafmangel leiden werden, stärker verankert als in anderen. Diese Glaubenssätze, also unsere inneren Überzeugungen, wie anstrengend verschiedene Teile der Elternschaft sind, spielen eine unfassbar wichtige Rolle in unserem Familienalltag. In meiner Arbeit mit Eltern erlebe ich jedes Mal wieder, wie sich auch der Familienalltag immer mehr entspannt, wenn wir als Eltern eine entspannte innere Haltung entwickeln. Hierfür soll dieses Buch als Stütze dienen.

Unser moderner westlicher Lebensstil ist oft nicht familienfreundlich. Eltern sind häufig überfordert und fragen sich, was das Beste für die Entwicklung ihrer Kinder ist. **Die Wahrheit ist, dass es keinen einzig richtigen Weg der Elternschaft gibt:** Jede Familie ist einzigartig, und die Bedürfnisse eines jeden Kindes, einer jeden Mutter und eines jeden Vaters sind unterschiedlich. Das Ziel ist es, den bestmöglichen Weg zu einer friedvollen und bewussten Elternschaft für die eigene Familie zu finden.

In meiner über 20-jährigen Arbeit mit Eltern und Kindern habe ich einen Aspekt der Elternschaft kennengelernt, der für jede Familie sehr dienlich ist: **Achtsamkeit.** Diesen Aspekt habe ich nicht in meiner pädagogischen Ausbildung, sondern durch meine tägliche Arbeit mit Kindern und in meiner Rolle als Mutter erlernt und erprobt. Doch du wirst schnell merken, dass Achtsamkeit nicht beim bewussten Zuhören oder liebevollen Begleiten endet: Dieses Buch verbindet Achtsamkeit mit Spiritualität – auf eine sanfte, geerdete Weise. Ich zeige dir, wie du nicht nur den äußeren Alltag entschleunigen, sondern auch den inneren Raum deiner Familie energetisch klären und bewusst gestalten kannst. Denn jedes Kind bringt eine einzigartige Seele mit auf diese Welt – und wenn wir lernen, auf dieser Ebene mit unseren Kindern in Verbindung zu treten, entsteht eine Tiefe, die weit über Worte hinausgeht.

Deshalb stelle ich Einschlafrituale für Kinder vor, die die Achtsamkeit sowohl bei Eltern als auch bei Kindern fördern. Diese Rituale dienen nicht nur einem erholsamen und heilenden Schlaf, sondern helfen dabei, das Nervensystem zu regulieren, Stress zu bewältigen und einen liebevollen Umgang miteinander zu pflegen. Achtsame Einschlafrituale stärken die Verbindung zu den Kindern und schaffen eine Abendroutine, die dabei hilft, entspannter in den Schlaf zu finden und einen gesunden Schlaf zu kultivieren.

Folge mir also auf einer Entdeckungsreise zu diesem Thema, das Wissenschaftler, Psychologen und auch Philosophen schon seit Jahrtausenden beschäftigt. Denn wenn du dich damit intensiver auseinandersetzt, kannst du im Alltag selbstsicherer agieren. Und Selbstvertrauen schafft immer auch eine ruhigere innere Haltung, die wohl den größten Faktor bei achtsamen Einschlafritualen darstellt. Ich lade dich ein, diesen Weg der achtsamen Einschlafrituale zu entdecken und zusammen mit deinem Kind zu erleben.

Ksenija

Schlaf ist Heilung

WAS NACHTS IM KÖRPER
UND GEHIRN DEINES KINDES
WIRKLICH PASSIERT

Als Mutter oder Vater weißt du instinktiv, wie wichtig Schlaf für dein Kind ist. Schlaf ist nicht nur eine Phase der Ruhe, sondern ein aktiver Prozess, der für die körperliche, kognitive und emotionale Entwicklung deines Kindes entscheidend ist. In den verschiedenen Schlafphasen, insbesondere im Tiefschlaf, werden Wachstumshormone freigesetzt, die für die körperliche Entwicklung notwendig sind. Diese Hormone unterstützen das Wachstum von Geweben und Muskeln und tragen zur Stärkung des Immunsystems bei, sodass dein Kind widerstandsfähiger gegenüber Krankheiten wird. Nicht umsonst signalisiert uns unser Körper, dass er am dringendsten Schlaf benötigt, wenn wir krank sind. Schlaf bedeutet immer auch Heilung.

Während des Schlafs wird das Gehirn deines Kindes aktiv. Erlebtes wird verarbeitet, und Informationen, die es tagsüber aufgenommen hat, werden ins Langzeitgedächtnis überführt. Besonders das, was wir kurz vor dem Schlafengehen erleben, wird in der Nacht verarbeitet. Wir kennen sicher alle diese Nächte, in denen wir kurz vor dem Einschlafen an etwas bestimmtes denken und dann in derselben Nacht davon träumen. Das Erlebte wird analysiert, aufbereitet und tief im Unterbewusstsein verankert. Genau deshalb ist es so wichtig, bewusst Einschlafrituale für unsere Kinder zu kreieren, die diesen Verarbeitungsprozess während des Schlafens unterstützen und bestenfalls positive Glaubenssätze über das Leben in ihrem Unterbewusstsein verankern.

Eine bemerkenswerte Studie von Dr. Monique LeBourgeois und ihrem Team aus dem Jahr 2013 zeigt, dass Kinder, die regelmäßig ausreichend Schlaf bekommen, eine bessere **Gedächtnisleistung,** eine **höhere Aufmerksamkeitsspanne** und eine **verbesserte Lernfähigkeit** aufweisen. Eine gute Schlafroutine ist daher entscheidend für allgemeine Lernerfolge und die kognitive Entwicklung. Wer einen gesunden Schlaf hat, der ist tagsüber wesentlich aufnahmefähiger für Neues. Und für Kinder hält jeder Tag sehr viel Neues bereit: Sie erleben vieles zum ersten Mal, sie sehen neue Dinge, sie hören neue Wörter. Ihr Leben ist viel aufregender und weniger routiniert als das unsere.

Die Forscher sehen das so: Wenn wir etwas Neues erleben und lernen, bilden sich in unserem Gehirn neue Synapsen. Synapsen sind spezialisierte Verbindungsstellen zwischen Nervenzellen (Neuronen), die den Austausch von Informationen ermöglichen. Bei Erwachsenen bilden sich etwa 1000 bis 10.000 neue Synapsen pro Tag (abhängig vom Alter und Lebensstil). Bei Neugeborenen bilden sich durchschnittlich 700 neue Synapsen pro Sekunde! Das verdeutlicht, wie viel mehr das Gehirn eines Kindes leisten muss. Ausgiebiger Schlaf ist für Kinder daher von unglaublich großer Bedeutung.

Schlafmangel hingegen kann erhebliche Auswirkungen auf die emotionale Stabilität haben. Übermüdete Kinder sind oft reizbarer, ängstlicher und haben häufiger Wutausbrüche. Langfristiger Schlafmangel kann sogar zu ernsthaften psychischen Problemen wie Depressionen führen. Ausreichend Schlaf hilft also, emotionale Herausforderungen besser zu bewältigen und fördert die allgemeine psychische Gesundheit. **Wichtig ist allerdings auch, dass du dir als Mutter oder Vater keinen Druck machst!** Es ist völlig in Ordnung, wenn dein Kind zwischendurch mal länger wach ist als sonst. Du brauchst nicht die Schlafstunden akribisch zu zählen und in Panik zu geraten, wenn dein Kind mal eine Phase hat, in der es weniger schläft! Eine übermäßige Kontrolle dient weder Eltern noch Kindern. Es ist allerdings sehr hilfreich, sich mit dem Thema Schlaf zu beschäftigen, ihn zu verstehen und auf die natürlichen Bedürfnisse von Kindern einzugehen.

Was mit dem Gehirn während des Schlafes passiert

Der Schlaf ist seit jeher ein Mysterium. In der modernen Wissenschaft wird er seit Mitte des 19. Jahrhunderts überhaupt erst so richtig untersucht. Früher ging man davon aus, dass sich nachts das Gehirn quasi abschaltet, um sich zu erholen. Heute weiß man, dass das Gegenteil der Fall ist. Das Gehirn ist in gewissen Abschnitten sogar genauso aktiv wie im Wachzustand.

Wie aktiv das Gehirn ist, kann man mit dem Elektroenzephalogramm (EEG) messen. Das menschliche Gehirn besteht aus Milliarden von Gehirnzellen oder Neuronen, welche miteinander kommunizieren. Jede der unzähligen elektro-chemischen Entladungen dieser Zellen erzeugt ein winziges elektromagnetisches Feld (die Gehirnwellen) mit einer Frequenz zwischen 1–40 Schwingungen pro Sekunde, also 1–40 Hertz. In Ausnahmezuständen sind es auch bis 100 Hertz und hö-

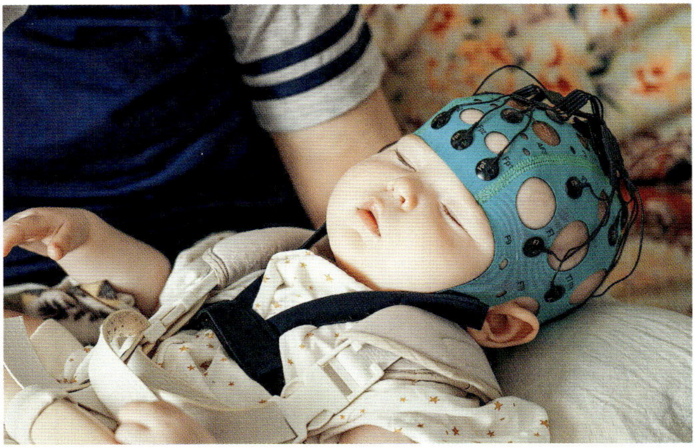

her. Dabei wird diese Gehirnaktivität in unterschiedliche Gehirnwellenaktivitäten eingeteilt, um verschiedene Zustände des Gehirns zu beschreiben:

Im Bereich der **Delta-Wellen** ist das Gehirn am wenigsten aktiv. In diesem Zustand befinden sich Kinder und auch Erwachsene im Tiefschlaf: Wir träumen nicht, das Bewusstsein ist komplett ausgeschaltet und lediglich das Unterbewusstsein ist noch aktiv. Jetzt finden die intensivsten Heilungsprozesse auf seelischer und physischer Ebene statt. Im Delta-Modus werden Wachstumshormone ausgeschüttet und das Immunsystem wird gestärkt.

Theta-Wellen, die im Frequenzbereich von 4–8 Hertz liegen, treten typischerweise während des Schlafes, in Trancezuständen oder bei tiefer Meditation auf. In dieser Phase sind die Aktivitäten des Unterbewusstseins besonders ausgeprägt, was den Zugang zu unbewussten Gedanken ermöglicht. Diese Wellen sind gekennzeichnet durch eine lebendige Erinnerung und gesteigerte Kreativität. Zudem fördern sie die Lernfähigkeit und verstärken die bildliche Vorstellungskraft sowie die Fantasie. Traumsequenzen, bei denen die bewusste Denktätigkeit nicht aktiv ist, sind ebenfalls ein typisches Merkmal der Thetawellen. Hypnosen finden in dieser Gehirnaktivität statt, da wir hier auf Informationen aus dem Unterbewusstsein zugreifen und diese transformieren können. Durch sehr viel Übung können wir trainieren, unsere Gehirnaktivität im Wachzustand auf den Theta-Bereich herunterzufahren, um beispielsweise therapeutisch geführt Traumata zum Vorschein zu bringen, die unser Bewusstsein vor uns verbirgt. Menschen die jahrelange Übung in der Meditation haben, erreichen diesen Zustand schneller.

Alpha-Wellen, die im Frequenzbereich von 8–12 Hertz liegen, bilden die Verbindung zwischen der inneren (Theta-) und äußeren (Beta-) Welt. Wenn wir morgens aufwachen und noch ein wenig vor uns hindösen, befinden wir uns meist noch im Halbschlaf und können uns zum Beispiel an einen Traum erinnern. Dann sind wir meist im Alpha-Zustand. Wennwir jedoch direkt nach dem Aufwachen in den Beta-Zustand wechseln, weil wir beispielsweise sofort unser Handy checken, können wir uns nicht mehr an unsere Träume erinnern. Meditation basiert, speziell für Anfänger, auf Alpha-Wellen. In diesem Zustand sind wir sehr kreativ. Alpha-Wellen treten auf, wenn wir uns in einem entspannten Zustand befinden. Eine wohlige Entspannung und eine positive Grundstimmung sind charakteristisch für diesen Zustand. Es ist ein tief entspannter Wachzustand.

Beta-Wellen, die im Frequenzbereich von 13–100 Hertz liegen, treten auf, wenn wir wach und angespannt sind oder uns in einem alarmbereiten Zustand befinden. Das „normale" Spektrum liegt zwischen 13–30 Hertz. Ein hoher Anteil an Betawellen geht oft mit einem erhöhten Ausstoß von Stresshormonen einher. In diesem Zustand steht unser nach außen gerichtetes Bewusstsein im Vordergrund und wir verarbeiten Sinnesreize sowie prüfendes Denken. Dabei erleben wir häufig Unruhegefühle, Sorgen und plötzliche Furcht. Dieser Zustand ist für unseren Kampf- oder Fluchtmodus sehr wichtig, wenn wir also schnell sehr wichtige Entscheidungen treffen müssen.

Kinder befinden sich während eines Tests in der Schule meist in diesem Zustand. Er hilft ihnen, sich zu konzentrieren und komplexe Aufgaben zu lösen. Wenn wir uns mit jemandem in einem Konflikt befinden und unser Ego sich gefährdet fühlt, kommt das Gehirn in den Beta-Zustand. Das ist in wenigen Situationen sehr wichtig und durchaus sinnvoll. Leider befinden sich die meisten Menschen heutzutage viel zu häufig im Beta-Zustand, da unser Leben sehr schnelllebig geworden ist und wir die meiste Lebenszeit mit Sorgen, Arbeit und Fokus statt mit Entspannung verbringen. Es ist für unsere mentale, emotionale und physische Gesundheit daher unabdingbar, eine Balance zwischen Anspannung und Entspannung zu kreieren.

Gamma-Wellen, die im Frequenzbereich von 30 bis über 100 Hertz liegen, treten auf, wenn unser Gehirn auf höchstem Niveau arbeitet. Sie sind mit intensiver geistiger Aktivität, erhöhter Wahrnehmung und fokussierter Aufmerksamkeit verbunden. Wenn wir uns in einem Zustand befinden, in dem wir tiefe Einsichten haben, sind unsere Gehirnwellen im Gamma-Bereich aktiv. Diese Wellen sind bekannt dafür, verschiedene Gehirnregionen miteinander zu synchronisieren und so die Integration von Informationen zu fördern. Sie sind auch mit Zuständen des hohen Bewusstseins und der tiefen Meditation verbunden, wo wir ein Gefühl von Einheit und Klarheit erleben.

Ein hoher Anteil an Gamma-Wellen korreliert oft mit einer optimalen geistigen Gesundheit und einem ausgeprägten Gefühl des Wohlbefindens. Es gibt wissenschaftliche Belege dafür, dass intensive und langjährige Meditation die Aktivität dieser Wellen erhöht. Eine der bekanntesten Studien zu diesem Thema wurde von Dr. Richard Davidson und seinem Team an der University of Wisconsin-Madison durchgeführt. In ihrer Forschung untersuchten sie buddhistische Mönche, die über viele Jahre täglich mehrere Stunden Meditation praktizierten. Die Ergebnisse zeigten, dass diese Mönche

Gehirnwellenaktivitäten

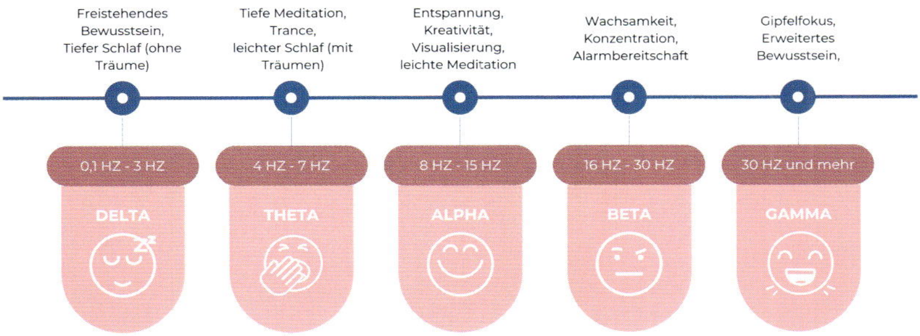

Gehirnfrequenz-Bereiche von Delta (tiefer Schlaf) bis Gamma (höchste geistige Aktivität).

eine signifikant erhöhte Aktivität von Gamma-Wellen aufwiesen, besonders während der Meditation.

Schlafzyklen in verschiedenen Altersgruppen

Während wir schlafen, durchläuft unser Gehirn laut der Wissenschaft fünf verschiedene Schlafphasen, in denen es unterschiedlich aktiv ist. Ein Zyklus, in dem alle fünf Schlafphasen durchlaufen werden, dauert in der Regel etwa 90–110 Minuten. Die fünf Schlafphasen lassen sich in zwei große Bereiche einteilen: den **Non-REM-Schlaf (NREM)** und den **REM-Schlaf.**

Der Zyklus beginnt mit dem Einschlafstadium (Phase 1), einem Übergangszustand zwischen Wachsein und Schlaf. Darauf folgt die leichte Schlafphase (Phase 2), in der der Körper beginnt, sich zu entspannen und die Körperfunktionen

Schlafzyklen

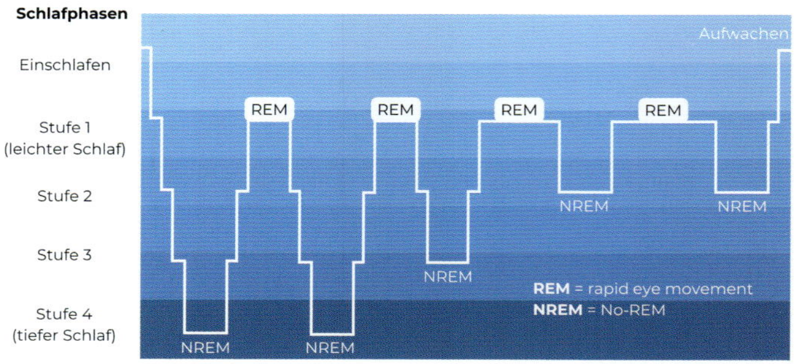

Typischer Verlauf der Schlafphasen über 8h, inklusive REM- und NREM-Phasen in wiederkehrenden Zyklen.

sich verlangsamen. Die dritte und vierte Phase zählen zum **Tiefschlaf** – hier erholt sich der Körper besonders intensiv: Wachstumshormone werden ausgeschüttet, das Immunsystem gestärkt und Zellreparaturen angeregt. Diese Phasen sind für die körperliche Regeneration von großer Bedeutung.

Die fünfte Phase ist der sogenannte **REM-Schlaf** (Rapid Eye Movement), in dem das Gehirn besonders aktiv ist. In dieser Phase träumen wir am intensivsten, und das Gehirn verarbeitet das, was wir tagsüber erlebt haben. Lerninhalte, Emotionen und Erfahrungen werden sortiert, integriert und ins Langzeitgedächtnis überführt.

Kinder und Erwachsene durchlaufen ähnliche Schlafzyklen, doch es gibt einige wichtige Unterschiede in der Dauer und Struktur dieser Zyklen.

SCHLAFZYKLEN BEI ERWACHSENEN UND KINDERN

Bei Erwachsenen:

- **Stabiler Schlaf:** Erwachsene haben stabilere und längere Schlafzyklen als Kinder. Ein Schlafzyklus dauert etwa 90 Minuten. Der Schlaf besteht aus etwa 4–6 solcher Zyklen pro Nacht.
- **Weniger Tiefschlaf:** Mit zunehmendem Alter nimmt die Zeit im Tiefschlaf ab. Ältere Erwachsene erleben oft weniger Tiefschlaf und mehr leichte Schlafphasen.
- **Regelmäßige Schlafzyklen:** Erwachsene neigen dazu, längere ununterbrochene Schlafphasen zu haben, während Kinder häufiger aufwachen und kürzere Schlafzyklen haben.

Bei Kindern:

- **Häufigere REM-Phasen:** Neugeborene verbringen etwa 50 % ihrer Schlafzeit im REM-Schlaf, Erwachsene dagegen nur etwa 20–25 %. Dies liegt daran, dass der REM-Schlaf für die Gehirnentwicklung entscheidend ist. Mit zunehmendem Alter nimmt der Anteil des REM-Schlafs ab.
- **Kürzere Schlafzyklen:** Kinder haben kürzere Schlafzyklen als Erwachsene. Ein Zyklus bei einem Neugeborenen dauert etwa 50–60 Minuten. Die Dauer eines Schlafzykluses nimmt mit steigendem Alter dann zu.

- **Mehr Tiefschlaf:** Kinder, insbesondere Kleinkinder und Vorschulkinder, verbringen mehr Zeit im Tiefschlaf im Vergleich zu Erwachsenen. Dieser Tiefschlaf ist für ihr Wachstum und ihre Entwicklung besonders wichtig.
- **Unregelmäßige Schlafmuster:** Neugeborene und Kleinkinder haben oft unregelmäßige Schlafmuster und wachen häufiger auf. Dies stabilisiert sich erst mit zunehmendem Alter.

Die Schlafzyklen zeigen, dass besonders Kleinkinder im Alter von sechs Monaten bis etwa drei Jahren dazu neigen, einen unruhigeren Schlaf zu haben. Neugeborene hingegen schlafen in den ersten sechs Monaten sehr viel und Eltern empfinden die Nächte häufig als ruhig. Das Baby wird meist nur wach, wenn es Hunger hat. Da der Magen eines Neugeborenen noch sehr klein ist, ist die Milch nach etwa zwei Stunden verdaut. Es ist also völlig normal, dass ein Neugeborenes auch nachts etwa alle 90 Minuten bis zwei Stunden gestillt werden möchte. Allerdings schläft das Baby dann meist auch sehr schnell wieder ein. Mit der Zeit werden diese Stillabstände dann länger und das Baby kann sogar sechs bis zu acht Stunden am Stück durchschlafen.

Ab etwa dem fünften bis sechsten Lebensmonat verändert sich der Schlaf und plötzlich ist es mit dem Durchschlafen wieder vorbei. Ich erlebe immer wieder, wie Eltern durch die Veränderung dieser Schlafgewohnheiten irritiert sind. Zu diesem Zeitpunkt ist es sinnvoll, Einschlafrituale einzuführen, die deinem Baby dann auch während der Nacht helfen, wieder schnell in den Schlaf zu finden.

Schlafdauer bei Kindern

Besonders Eltern, die ihr erstes Kind bekommen und noch keinerlei Erfahrung haben, stellen sich oft die Frage, wie viele Stunden Schlaf ihr Kind pro Tag wirklich braucht. Ich persönlich gebe ungerne solche Zahlen an, da Kinder sehr individuell sind und Eltern schnell verunsichert sind, wenn ihr Kind nicht in eine Norm hineinpasst. Insbesondere in der westlichen Welt gibt es heutzutage unfassbar viele Regeln und Normen, nach denen Kinder verglichen werden. Gerade die deutschsprachige Kultur hat außerdem noch einen starken Hang dazu, nicht aus der Norm zu fallen. Zusätzlich werden wir durch das Schulsystem sehr stark darauf konditioniert, dass Kinder sich alle gleichermaßen schnell entwickeln sollten und stets wird verglichen. Eltern werden zusätzlich von den teils widersprüchlichen Meinungen von Freunden, Eltern, Schwiegereltern und Experten überflutet. Gekoppelt mit mangelnder Erfahrung in der Elternschaft, führt dies häufig zu großer Unsicherheit, was generell kontraproduktiv für eine entspannte und intuitive Elternschaft ist. Deshalb empfehle ich dir, dich nicht zu streng an Vorgaben festzuhalten.

Es ist viel wichtiger auf dein eigenes Wohlbefinden und das Wohlbefinden deines Kindes zu achten, als die Schlafstunden deines Kindes akribisch zu zählen!

In mehreren wissenschaftlichen Studien wurde der Zusammenhang zwischen Schlaf und kindlicher Entwicklung untersucht. Mindell et al. untersuchten im Jahr 2009 Schlafmuster und -probleme bei Kindern weltweit. Die Ergebnisse zeigten, dass **regelmäßige Schlafenszeiten und konsistente Schlafrituale** zu besserem Schlaf und einer verbesserten Tagesfunktionalität führen. Jedoch gilt auch hier: Jedes Kind ist anders, jede Familie ist anders!

In Deutschland ist es üblich, dass Kleinkinder gegen 18:00 Uhr/19:00 Uhr schlafen gehen. In Spanien zum Beispiel, wo ich mit meinem Mann und meiner Tochter bis zu ihrem dritten Lebensjahr lebte, gehen die meisten Kinder nicht vor 21:00 Uhr/22:00 Uhr ins Bett. Dafür schlafen die Kinder meist länger, was mit dem warmen Klima in dieser Region zu tun hat. Bis heute geht meine Tochter (sie ist derzeit 7 Jahre alt) nur äußerst selten vor 21:00 Uhr ins Bett. Dafür genieße ich einen ruhigen Morgen, den ich für meine Selbstfürsorge nutze, bevor meine Tochter gegen 08:00 Uhr wach wird. Andere Familien hingegen nutzen den Abend für ihre Selbstfürsorge und genießen einen entspannten Morgen gemeinsam mit ihren Kindern.

Wir dürfen uns die Freiheit nehmen, die Schlafenszeiten unserer Kinder individuell an unseren Alltag und unsere Bedürfnisse als Familie anzupassen.

In einer anderen Langzeitstudie verfolgten Touchette et al. im Jahr 2007 die Schlafgewohnheiten von Kindern von der Geburt bis zum sechsten Lebensjahr. Hier wurde festgestellt, dass **Kinder, die im Alter von zwei Jahren weniger als zehn Stunden pro Nacht schlafen,** im Vorschulalter häufiger kognitive und Verhaltensprobleme aufweisen. Dies zeigt, dass ein langfristiger Schlafmangel für die Entwicklung von Kindern nachteilig sein kann.

Auch die Forschung von Gruber et al. aus dem Jahr 2014 zeigte die Auswirkungen von **Schlafverlängerung und Schlaf-**

Schlafdauer

Durchschnittliche Schlafdauer von Kindern im Alter von 0-6 Jahren je 24 Stunden

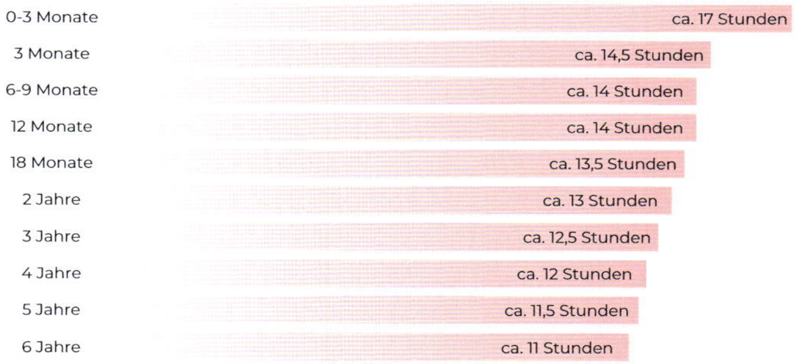

Durchschnittliche tägliche Schlafdauer in den ersten 6 Jahren – mit abnehmendem Bedarf im Verlauf der Entwicklung.

verkürzung auf die schulische Leistung von Grundschulkindern auf. Schon eine Schlafverlängerung von nur dreißig Minuten pro Nacht führte zu signifikanten Verbesserungen der schulischen Leistung und des Verhaltens. Siehst du also, dass dein Kind häufig übermüdet, unausgeglichen oder übermäßig emotional ist, solltest du darüber nachdenken, es früher ins Bett zu bringen. Das mag für frische Eltern etwas verwirrend klingen. Mit der Zeit entwickelst du allerdings ein sehr gutes Gefühl dafür, wahrzunehmen, ob dein Kind ausgeschlafen oder übermüdet ist.

Basierend auf diesen Erkenntnissen haben Experten Empfehlungen für die optimale Schlafdauer je nach Altersgruppe entwickelt. Neugeborene sollten etwa 14-17 Stunden pro Tag schlafen, Säuglinge 12–15 Stunden, Kleinkinder 11–14 Stunden, Vorschulkinder 10–13 Stunden und Schulkinder 9–11 Stunden. Achte aber auf dein Bauchgefühl.

Schlaf aus spiritueller Sicht

Auch aus spiritueller Sicht sind der Schlaf und Träume außerordentlich interessante Bereiche, denen sich viele spirituelle Lehrer, aber auch Psychologen über die letzten Jahrhunderte angenommen haben. Rudolf Steiner, ein Pionier der spirituellen Wissenschaft (Anthroposophie), Philosoph und Sozialreformer, war zwar selbst kein ausgebildeter Pädagoge, gilt jedoch bis heute – insbesondere im Zusammenhang mit den Waldorf-Schulen – als einer der einflussreichsten Pädagogen unserer Zeit. Er widmete seine Arbeit unter anderem dem Schlaf und betrachtete ihn aus einer spirituellen Perspektive. Da er hellsichtig war, konnte er im klaren Wachbewusstsein die Weisheit der geistigen Welt wahrnehmen und uns das damit verbundene Wissen für eine gesunde Lebensführung vermitteln. In der ruhigen, stillen Tiefe des Schlafs, so lehrte Steiner, passiert etwas Erstaunliches: Die Seele löst sich zum Teil vom physischen Körper und betritt eine andere, spirituelle Welt. Diese Vorstellung mag dir im ersten Moment fremd erscheinen, doch sie bietet eine tiefere Dimension, um den Schlaf nicht nur als eine körperliche Notwendigkeit, sondern als einen spirituellen Prozess zu verstehen.

Rudolf Steiner betrachtete den Schlaf daher als weit mehr als eine einfache Pause vom Alltag. Nach seiner Sichtweise ziehen wir uns im Schlaf von den Eindrücken und Reizen der Wachwelt zurück, um uns auf tieferen Ebenen zu regenerieren. Während unser Körper im Bett ruht und neue Kräfte sammelt, findet auch unsere Seele Erholung: Sie löst sich von den physischen Sinnen und öffnet sich für eine Verbindung mit etwas Größerem – einer höheren, geistigen Ebene.

Dieser Zustand hilft uns, nicht nur körperlich, sondern auch seelisch und geistig neue Energie zu schöpfen. Ohne die

Ablenkungen des Alltags kann unser Inneres in der Ruhe des Schlafs leichter Antworten finden oder Einsichten empfangen, die uns in der Wachwelt oft verborgen bleiben. Dieser nächtliche Rückzug sorgt dafür, dass wir am Morgen mit frischen Kräften – sowohl körperlich als auch mental – aufwachen und uns gestärkt den Herausforderungen des Tages widmen können. Diese Perspektive lädt uns dazu ein, den Schlaf als eine wertvolle Zeit der spirituellen Erneuerung und Inspiration zu betrachten.

Die spirituelle Welt, die wir im Schlaf betreten, ist voller Symbole, Bilder und Energien, die uns auf einer tieferen Ebene nähren und unser inneres Wachstum fördern. Rudolf Steiner sah den Schlaf demnach auch als eine Zeit der Heilung – nicht nur für den Körper, sondern auch für die Seele. In der spirituellen Welt, in der sich dann die Seele bewegt, findet

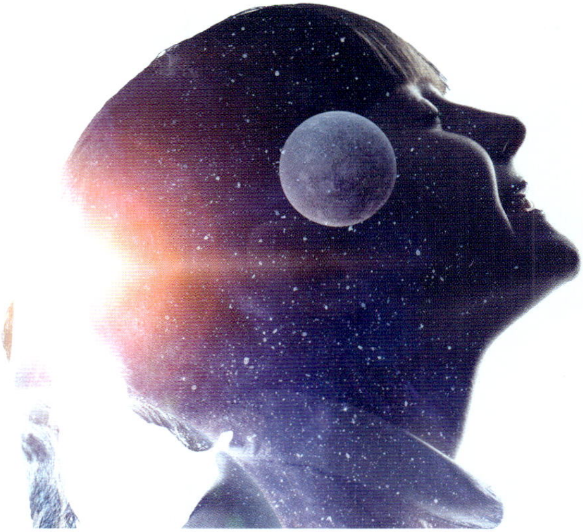

eine Art von Inspiration statt, die uns hilft, die Herausforderungen des Lebens mit mehr Klarheit, neuen Ideen und innerer Stärke zu meistern. Der Schlaf wird so zu einem heiligen Raum, in dem die Seele sich entfalten und ihr wahres Potenzial erkennen kann.

Neben Rudolf Steiner wussten auch andere spirituelle Denker und Eingeweihte, wie die alten Ägypter, hinduistische Philosophen, Sufis im islamischen Mystizismus sowie tibetische Buddhisten oder der griechische Philosoph Platon, dass sich die Seele im Schlaf vom Körper löst und in höhere spirituelle Ebenen reist, um dort Einsichten zu gewinnen. Auch heute noch wird diese Erfahrung von vielen geistigen und feinfühligen Menschen bestätigt. Wenn wir uns dem Schlaf also mit dieser spirituellen Offenheit nähern, können wir ihn nicht nur als eine notwendige Ruhephase betrachten, sondern als eine tiefgehende Reise, die uns jeden Tag aufs Neue mit der Quelle unserer spirituellen Kraft verbindet. Dies zu wissen, kann dir helfen, den Schlaf nicht nur als biologisches Bedürfnis, sondern als eine heilige Praxis zu sehen, die unser ganzes Sein – Körper, Geist und Seele – umfasst.

Auch in spirituellen Traditionen wie der Anthroposophie, dem tibetischen Buddhismus oder der vedischen Lehre wird davon ausgegangen, dass die Seele nicht nur im Schlaf, sondern auch vor der Geburt in einer anderen, geistigen Dimension verweilt. Sie wählt den Zeitpunkt und die Umstände ihrer Inkarnation selbst und tritt mit der Geburt in die physische Welt ein – eine Reise, die nicht abrupt, sondern schrittweise erfolgt.

Neugeborene, die erst kürzlich aus dieser geistig-kosmischen Welt in einen stofflichen Körper inkarniert sind, befinden sich daher noch in einer Art „Eingewöhnungsphase" hier auf der Erde. Die Seele darf sich sanft an ihren neuen

Körper gewöhnen und beginnt, nach und nach in der physischen Realität anzukommen. All die menschlichen Erfahrungen – wie Kälte, Hunger, Lautstärke, Trennung oder Berührung – sind neu für sie und dürfen behutsam integriert werden.

Auch deshalb schlafen Neugeborene besonders viel: Ihre Seele pendelt in den ersten Wochen und Monaten noch häufig zwischen den Welten hin und her, während sie sich Stück für Stück mehr im irdischen Bewusstsein verankert. Dieser Prozess verläuft bei jedem Kind individuell. Persönlich finde ich es immer sehr faszinierend zu beobachten, dass es auch Babys gibt, die überdurchschnittlich viel wach sind – als seien sie von Anfang an besonders neugierig auf das Leben in dieser Welt. Und trotzdem zeigen viele dieser Kinder keinerlei Anzeichen von Erschöpfung, sondern wirken klar, wach und ganz bei sich.

Energieaustausch zwischen Eltern und Kind

In den letzten Jahrzehnten hat die moderne Physik – insbesondere die Quantenphysik – zunehmend bestätigt, was in vielen alten spirituellen Lehren seit jeher angenommen wurde: Alles, was existiert, besteht im Kern aus Energie.

Materie, so wie wir sie wahrnehmen, ist nicht fest oder starr – sie ist aus kleinsten Teilchen aufgebaut, die in ständiger Bewegung sind. Diese Teilchen – Elektronen, Protonen, Neutronen – bestehen selbst wiederum aus noch kleineren Energieeinheiten, sogenannten Quanten. Sie schwingen mit bestimmten Frequenzen und reagieren aufeinander. Das bedeutet: **Jeder Mensch, jedes Lebewesen, jeder Gegenstand, ja selbst Gedanken und Gefühle tragen eine messbare Schwingungsfrequenz in sich.**

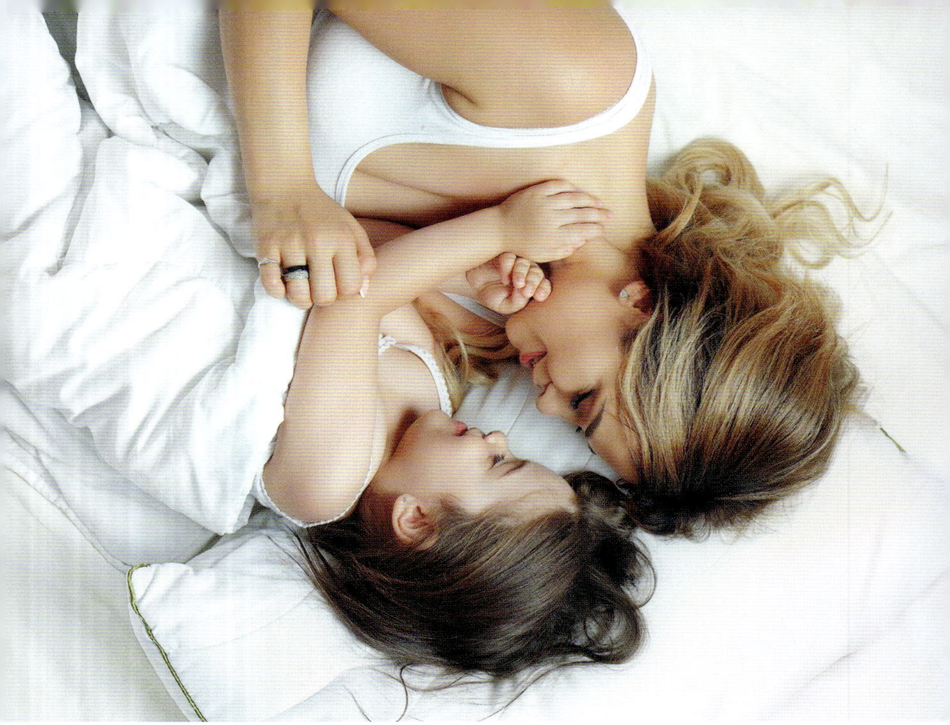

Auch der Mensch ist von einem energetischen Feld umgeben: der sogenannten *Aura*. Diese Aura ist aber mehr als bloße Energieströme – sie trägt Informationen in sich, die Gedanken, Gefühle und innere Zustände widerspiegeln. Wenn du in die Nähe eines anderen Menschen kommst, insbesondere wenn du dich in seiner Aura befindest, wie beim Kuscheln mit deinem Kind, findet ein subtiler, aber kraftvoller Energieaustausch statt. Dieser Austausch bedeutet, dass deine innere Verfassung, sei es Ruhe und Gelassenheit oder Unruhe und Stress, von deinem Kind unterbewusst wahrgenommen wird und sogar direkt auf dein Kind übergehen kann. Besonders während der Einschlafrituale, wenn du mit deinem Kind eng verbunden bist, überträgt sich dein energetischer Zustand auf das Kind. Die Energie, die du in diesen Momenten ausstrahlst, wird von ihm aufgenommen und beeinflusst, wie ruhig und entspannt oder wie aufgewühlt es sich fühlt.

Zum ersten Mal wurde mir dies bewusst, als ich jeden Abend meine Tochter in den Schlaf begleitet habe. Sie war einige Monate alt, als ich bemerkte, dass sie beim Einschlafen unruhiger wurde, wenn ich negative Gedanken und Sorgen hatte. Es dauerte in der Regel etwa 20–40 Minuten, bis meine Tochter abends einschlief, während ich kuschelnd neben ihr lag. Sie sank langsam in eine immer tiefere Schlafphase und lag ruhig und entspannt da. Sobald in mir Gedanken in Form von Sorgen aus meinem Alltag aufkamen, wurde meine Tochter, die schon fast im Tiefschlaf angekommen zu sein schien, plötzlich wieder unruhig. Anfangs dachte ich, es könnte daran liegen, dass meine Gedanken meine Atmung oder meinen Puls beeinflussten. Also achtete ich bewusst auf eine gleichmäßige Atmung und einen gleichmäßigen Puls. Ich begann, bewusst meine Gedanken zu verändern und konnte Nacht für Nacht dasselbe Phänomen beobachten: Meine Gedanken schienen einen direkten Einfluss auf die innere Ruhe meiner Tochter beim Einschlafen zu haben. Ich erzählte meinem Mann von meinen Beobachtungen und bat ihn, das gleiche zu tun, was er in den folgenden Monaten tat. Auch er konnte diese Beobachtung bestätigen.

Dies war für mich der Anfang einer noch immer andauernden Reise, in der ich den Energieaustausch zwischen Eltern und Kindern in meiner täglichen Arbeit mit ihnen untersuche und beobachte. Alle Eltern, mit denen ich zusammenarbeitete, bestätigten mir, dass ihr innerer Zustand und ihre Gedanken einen direkten Einfluss auf das Einschlafen ihres Kindes hatten.

Für achtsame und entspannte Einschlafrituale ist es deshalb unabdingbar, dass Eltern bewusst einen ruhigen inneren Zustand erzeugen. Denn dieser signalisiert dem Kind auf energetischer Ebene, dass alles in Ordnung ist und es in Sicherheit ist. So kann es viel schneller und ruhiger in einen erholsamen Schlaf finden.

Der innere Zustand der Eltern ist nicht nur ein Teil von achtsamen Einschlafritualen, die einen heilsamen Schlaf kreieren – er ist die absolute Voraussetzung.

Umgang mit Ängsten oder Unsicherheiten

In der westlichen Gesellschaft werden jungen Eltern rund um das Thema Schlaf viele Ängste und Unsicherheiten vermittelt. Schon bevor das erste Kind geboren ist, hören sie immer wieder, dass Babys schlecht schlafen, Eltern ständig übermüdet sind und schlaflose Nächte unvermeidlich sind. Diese Aussagen verankern sich tief im Bewusstsein und entwickeln sich zu einem Glaubenssatz, der junge Eltern verunsichert und Ängste schürt. Es entsteht eine innere Unruhe, die die Frage aufwirft: „Mache ich alles richtig?“ Dieser Zweifel führt dazu, dass Eltern den Zugang zu ihrer Intuition und ihren mütterlichen und väterlichen Instinkten verlieren – den natürlichen, kraftvollen Ressourcen, die in ihnen ruhen. Wir sind heute einem Informationsüberfluss ausgesetzt, der zwar in vielerlei Hinsicht dienlich ist, auf der anderen Seite aber auch Unsicherheiten nach sich zieht. Welche Aussage ist denn nun die richtige?

Zwischen verschiedenen Kulturen variieren Schlafgewohnheiten und Einschlafrituale stark. In vielen westlichen Ländern, insbesondere in Europa und Nordamerika, ist es üblich, dass Kinder frühzeitig lernen sollen, alleine zu schlafen. Hier legen Eltern oft Wert darauf, dass Kinder in ihren eigenen Betten oder Zimmern schlafen, um Unabhängigkeit zu fördern. Auch das Tragen und Stillen als Einschlafritual wird zum Teil noch bis heute in der westlichen Welt kritisiert. Im Gegensatz dazu ist in vielen südamerikanischen und asiatischen Kulturen das gemeinsame Schlafen, bei uns auch bekannt als Co-Sleeping, weit verbreitet. In diesen Kulturen schlafen Kinder oft zusammen mit ihren Eltern, Geschwistern oder Großeltern. Dies wird als Ausdruck von Nähe und Sicherheit angesehen und stärkt die familiären Bindungen.

Auch in anderen Teilen der Welt, wie in Afrika, Südamerika und in einigen Teilen Asiens, ist das gemeinsame Schlafen eine gängige Praxis. Hier wird das enge Beisammensein als wesentlicher Bestandteil der Kindererziehung betrachtet und als Mittel, um die emotionalen Bedürfnisse der Kinder besser zu erfüllen. Diese unterschiedlichen Herangehensweisen spiegeln kulturelle Werte wider und zeigen, wie vielfältig die Ansichten über den besten Umgang mit kindlichem Schlaf weltweit sind.

Du kennst dein Kind am besten und spürst instinktiv, was es braucht. Die Verbindung, die du mit deinem Kind hast, ist einzigartig und kann durch keinen Ratgeber ersetzt werden. Erlaube dir also, Vertrauen in deine eigenen Fähigkeiten als Mutter oder Vater zu haben. Dein Kind braucht deine Ruhe, deine Zuversicht und deine Liebe. Wenn du dich selbst als sicher und geborgen empfindest, wird auch dein Kind diese Energie aufnehmen und sich entspannter fühlen. Das Wissen, dass du das Beste für dein Kind tust, wird dir die Gelassenheit geben, die für ruhige und liebevolle Einschlafrituale notwendig ist.

Aus spiritueller Sicht sucht sich die Seele eines Kindes seine menschlichen Eltern vor der Inkarnation bewusst aus. Es sucht sich basierend auf diversen Faktoren die Familie aus, in der es seine ersten Jahre des Lebens verbringen wird. Du bist als Mutter nicht nur gut genug, du bist sogar die perfekte Mutter für dein eigenes Kind. So ist es auch mit dir als Vater. Es ist in Ordnung, Fehler zu machen und es ist auch in Ordnung, nach Hilfe zu fragen, solltest du mit dem Schlaf deines Kindes vor Herausforderungen stehen. Es braucht ein Dorf, um ein Kind groß zu ziehen – so lautet eine afrikanische Lebenshaltung. Wenn der Schlaf deines Kindes sehr unruhig ist und du deshalb schlaflose Nächte hast, dann bitte deine Freunde und deine Familie um Unterstützung.

Mittlerweile gibt es im deutschsprachigen Raum immer mehr Mütterpfleger, die besonders alleinerziehende Mütter unterstützen. Verurteile dich nicht, wenn es dir an einigen Tagen schlechter gelingt in deine innere Ruhe zu finden als an anderen. Die Beziehung zwischen Eltern und Kind ist auch aus spiritueller Sicht eine ganz Besondere. Kaum eine andere zwischenmenschliche Beziehung birgt so viel Wachstumspotenzial auf persönlicher und seelischer Ebene. Bleibe stets im Vertrauen und erinnere dich daran, dass alles richtig ist, genauso wie es ist. Am Ende geht es darum, einen Weg zu finden, der für dich und dein Kind passt. Das bedeutet nicht, dass alles perfekt sein muss, sondern dass du im Einklang mit deiner eigenen inneren Weisheit handelst. Du hast alles in dir, was du brauchst, um deinem Kind Sicherheit und Geborgenheit zu schenken – vor allem beim Schlafen.

Auf die individuelle Persönlichkeit des Kindes eingehen

In mehreren wissenschaftlichen Studien wurde gezeigt, dass die Schlafgewohnheiten von Kindern stark variieren und durch viele Faktoren beeinflusst werden – etwa durch Temperament, familiäre Rahmenbedingungen oder kulturelle Unterschiede. Eine Studie von Mindell et al. (2010), in der Schlafverhalten von über 29.000 Kindern in 17 verschiedenen Ländern untersucht wurde, verdeutlichte, dass sowohl die Einschlafzeiten als auch die Einschlafdauer und nächtliche Wachphasen weltweit sehr unterschiedlich ausfallen – stark geprägt durch kulturelle Praktiken und Erziehungsmuster innerhalb der Familien.

Auch Temperamentmerkmale wie emotionale Reaktivität oder sensorische Sensibilität beeinflussen das Schlafverhalten. Kinder, die beispielsweise besonders reizoffen oder schnell überfordert sind, benötigen häufiger einen strukturierteren Rahmen und mehr Ruhe, um gut in den Schlaf zu finden. Andere hingegen schlafen unabhängig von äußeren Reizen schnell ein und lassen sich kaum stören. Diese individuellen Unterschiede zeigen, dass es keinen universell „richtigen“ Weg gibt – sondern dass der Schlaf jedes Kindes als individuell geprägt zu betrachten ist.

Auch aus spiritueller Sicht sind alle Kinder verschieden, haben einen individuellen Lebensplan für ihre Inkarnation und somit auch unterschiedliche energetische Eigenschaften mitgebracht (siehe auch S. 118). Es kann also durchaus sein, dass du verschiedene Einschlafrituale mit deinem Kind ausprobieren darfst, bevor du die Abendroutine findest, die deinem Kind am dienlichsten ist. Manche Kinder brauchen bereits Stunden vor dem Schlaf viel Ruhe, andere können bis zum Ende des Tages körperlich sehr aktiv sein, fallen dann um wie ein Stein und schlafen innerhalb weniger Minuten ein. Auch feste Abendroutinen sind für einige Kinder unabdingbar, während andere mehr Abwechslung möchten.

Präsent sein für dein Kind

Achtsamkeit im Umgang mit deinem Kind sollte eine große Rolle spielen: Sie ist weit mehr als nur ein Trend – sie ist eine uralte Praxis, die inzwischen immer mehr Einzug in die heute sehr schnelllebige Welt findet. Achtsam sein bedeutet, mit vollem Bewusstsein und ohne Wertung im gegenwärtigen Moment zu sein. In der heutigen Zeit sind wir geistig oft nicht wirklich anwesend, wir führen unsere Tätigkeiten sehr routiniert aus und sind gedanklich meist woanders. Für Kinder ist diese geistige Abwesenheit eine große Herausforderung, da **die Aufmerksamkeit der Eltern (oder anderer Bezugspersonen) ein Grundbedürfnis darstellt,** das immens wichtig für ihre emotionale und kognitive Entwicklung ist.

Du kannst dir bildlich ein Gefäß bei deinem Kind vorstellen – ein Aufmerksamkeitsgefäß. Dieses Gefäß kannst du durch Achtsamkeit auffüllen. Ist das Aufmerksamkeitsgefäß leer, beginnt dein Kind, proaktiv diese Aufmerksamkeit einzufordern. Zu Beginn tut es dies mit positivem Verhalten. Wenn es dein Kind nicht schafft, deine Aufmerksamkeit auf sich zu lenken, dann versucht es das mit negativem Verhalten wie Schreien, andere ärgern oder auch, indem es Dinge tut, von denen es weiß, dass du meistens darauf reagierst. Das passiert nicht auf bewusster Ebene und dein Kind verärgert dich niemals absichtlich. Es möchte dich nicht wütend erleben. Jedoch ist das Bedürfnis nach Aufmerksamkeit dann so groß, dass es im Notfall auch negative Aufmerksamkeit in Kauf nimmt.

Viele Eltern sind heutzutage die meiste Zeit durch ihr Handy oder andere Medien abgelenkt, während sie Zeit mit ihren Kindern verbringen. Und selbst wenn keine Medien genutzt werden, sind sie gedanklich oftmals nicht anwesend. Die Schnelllebigkeit unserer Gesellschaft versetzt sie in Dauerstress und es fällt ihnen schwer, von ihren Sorgen, Ängsten und dringlichen Aufgaben loszulassen. Umso wichtiger ist es, Achtsamkeit bewusst in den Familienalltag zu integrieren. Selbst wenn Eltern vorgeben, ihrem Kind Aufmerksam-

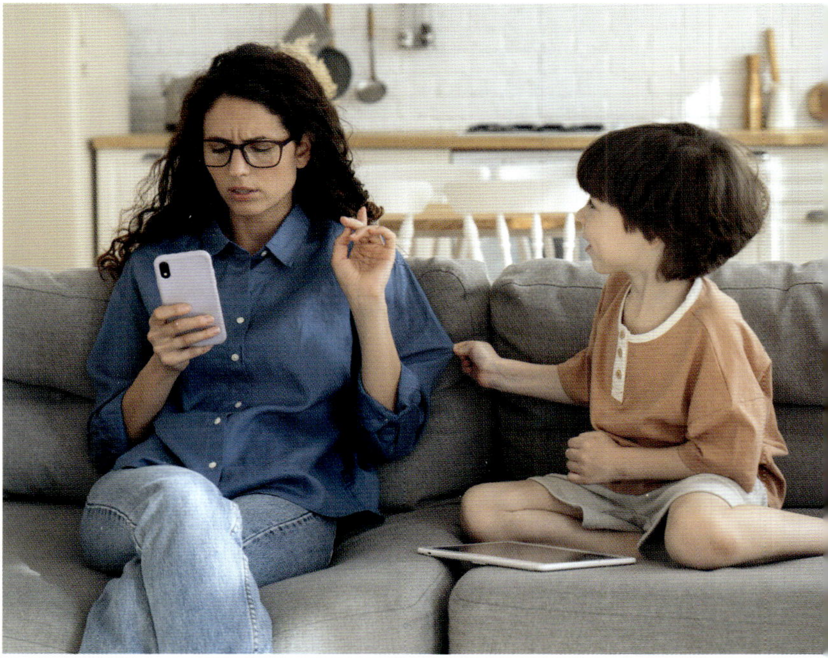

keit zu schenken, so spürt es, ob ein echtes Interesse besteht oder nicht. Mütter wie Väter dürfen also lernen, im Hier und Jetzt vollkommen präsent zu sein.

Die Praxis der Achtsamkeit wirkt sich nicht nur positiv auf deinen eigenen Geist und dein Wohlbefinden aus, sie hat auch tiefgreifende Auswirkungen auf die Interaktionen mit deinem Kind. Wenn du während des Einschlafrituals bewusst und präsent bist, schaffst du einen Raum der Ruhe und Sicherheit, den dein Kind spürt. **Deine volle und bedingungslose Präsenz ist die Basis für eine tiefe Verbindung zu deinem Kind!**

Auch aktuelle Studien belegen die Wirksamkeit von Achtsamkeitsübungen. Man fand heraus, dass regelmäßige Achtsamkeitsübungen die Aktivität des parasympathischen Nervensystems fördern, das für Ruhe und Entspannung verantwortlich ist. Dies führt zu einer Verringerung von Stresshormonen wie Cortisol und fördert gleichzeitig die Freisetzung von Hormonen wie Oxytocin, die das Gefühl von Sicherheit und Bindung verstärken.

In der Eltern-Kind-Beziehung bedeutet dies, dass dein Kind deine innere Ruhe und Präsenz immer auch energetisch aufnimmt. Es spürt, dass du im Moment bist und keine Unruhe oder Anspannung ausstrahlst. Dies schafft einen sicheren Rahmen, in dem sich das Kind entspannen und leichter einschlafen kann.

Ein Energieaustausch ist in jeder menschlichen Interaktion präsent, aber ganz besonders, wenn es um die Beziehung zwischen Eltern und Kindern geht. Unsere Aura – das elektromagnetische Feld, das unseren Körper umgibt – interagiert ständig mit den Feldern anderer Menschen, insbesondere, wenn wir in körperlicher Nähe zueinander sind. Wenn du dein Kind in den Schlaf begleitest, wird diese Energie übertragen. Kinder sind besonders empfänglich dafür, da sie sich noch in einem Zustand des intensiven Wachstums und der Entwicklung befinden. Deine emotionale und energetische Verfassung hat daher einen direkten Einfluss darauf, wie sicher und geborgen sich dein Kind fühlt. Wenn es sich sicher und geborgen fühlt, so kann sein System sich entspannen und die Abendroutine wirkt sich positiv auf den Schlaf deines Kindes aus.

Die Qualität unserer Gedanken und Emotionen beeinflusst die Art und Weise, wie Energie durch unseren Körper fließt. Wenn du achtsam und entspannt bist, fließt diese Energie ruhig und gleichmäßig. Unruhe oder Stress hingegen erzeugen energetische Störungen, die auch dein Kind spüren wird. Deine Achtsamkeitspraxis hilft dir dabei, diese inneren Störungen zu erkennen und sie in positive, beruhigende Energie umzuwandeln.

Durch gemeinsames Praktizieren von Achtsamkeit lernt dein Kind zudem die Vorteile der geführten Achtsamkeit kennen und kann diese Erfahrung in vielen Bereichen seines Lebens anwenden. Praktizierst du zum Beispiel mit deinem Kind das achtsame atmen zum Entspannen und Regulieren seines Nervensystems, kann es diese Übung immer dann anwenden, wenn dein Kind sich selbst beruhigen möchte.

Insgesamt ist die Praxis der Achtsamkeit eine kraftvolle Methode, um den Energieaustausch zwischen dir und deinem Kind zu harmonisieren und ihm zu helfen, in einen tiefen, erholsamen Schlaf zu finden. Durch deine bewusste Präsenz schaffst du nicht nur eine liebevolle Verbindung, sondern förderst auch die gesunde Entwicklung deines Kindes auf emotionaler wie neurobiologischer Ebene.

Einschlaf-rituale für Babys

IM ALTER VON
0 BIS 2 JAHREN

Bevor du dir überlegst, welche Einschlafrituale du für dich und dein Baby anwenden möchtest, solltest du dir zunächst über eine Sache bewusst sein: dass dein Baby dieses Ritual auch einfordern wird, wenn es nachts wach wird. Das bedeutet: Wenn du für dich und dein Baby das optimale Einschlafritual gefunden hast und es jeden Abend anwendest, dann verankert es sich im Gehirn deines Babys und es vermittelt ihm ein Gefühl von Sicherheit. Dieses Gefühl ist für Babys die Voraussetzung, um einzuschlafen.

Neugeborene haben **ein tiefes Bedürfnis nach körperlicher Nähe,** besonders beim Einschlafen. Diese Nähe ist nicht nur ein emotionaler Trost, sondern spielt auch eine zentrale Rolle in ihrer neurobiologischen Entwicklung. In den ersten Lebensmonaten befinden sich die Gehirne von Babys in einer intensiven Wachstums- und Reifungsphase. Körperlicher Kontakt wie Kuscheln und direkter Hautkontakt helfen dabei, das Nervensystem des Kindes zu regulieren und zu stabilisieren. Es unterstützt die Entwicklung von Stressverarbeitungsmechanismen und fördert die Freisetzung von beruhigenden Hormonen wie Oxytocin – das sogenannte „Kuschel-Hormon" –, das für Entspannung und Bindung sorgt. Die körperliche Nähe der Mutter oder des Vaters hilft dabei, den Herzschlag und die Atmung des Neugeborenen zu stabilisieren. Diese Nähe wirkt wie ein „externer Taktgeber", der das Nervensystem des Kindes unterstützt, sich selbst zu regulieren. Das hat nicht nur kurzfristige Vorteile, sondern beeinflusst auch langfristig die emotionale und soziale Entwicklung. Kinder, die in ihren ersten Lebensjahren viel Nähe und Geborgenheit erfahren, entwickeln häufig eine stabilere Bindung und ein stärkeres Urvertrauen.

Das Schlaftraining, insbesondere Methoden wie das „Cry It Out"-Training, bei dem das Kind allein gelassen wird, um einzuschlafen, birgt dagegen Risiken. Zwar kann es kurzfristig dazu führen, dass das Kind lernt, alleine einzuschlafen, doch auf neurobiologischer Ebene kann es Stressreaktionen auslösen. Bei Babys, die längere Zeit weinen, ohne beruhigt zu werden, erhöht sich der Spiegel des Stresshormons Cortisol. Dauerhafter Stress kann die Entwicklung des kindlichen Gehirns negativ beeinflussen, insbesondere in den Bereichen, die für emotionale Regulierung und Bindungsfähigkeit zuständig sind.

Es ist wichtig, sich bewusst zu machen, dass der Schlaf für dein neugeborenes Kind nicht nur eine Phase der Ruhe ist, sondern eine Phase intensiver biologischer Prozesse, die nebenbei ablaufen und Energie fordern. Dein Kind braucht in dieser Zeit deine Nähe, um sich sicher und geborgen zu fühlen. Dies unterstützt nicht nur den Schlafprozess, sondern auch die gesunde Entwicklung des Nervensystems. Indem du deinem Baby diese Nähe gibst, schenkst du ihm mehr als nur körperlichen Trost – du förderst seine langfristige emotionale und psychische Gesundheit.

Bei den Einschlafritualen für Babys und Kleinkindern **in den ersten zwei Lebensjahren liegt der Fokus also auf der Einschlafbegleitung:** Durch körperliche Nähe und innere Ruhe vermittelst du deinem Kind ein Gefühl der Sicherheit und Geborgenheit.

Die eigene Energie beruhigen

Da dein Kind bei der Einschlafbegleitung deine Energie, das heißt deinen inneren Zustand wahrnimmt und auch übernimmt, ist es essentiell, vor der Einschlafbegleitung in einen entspannten Zustand zu kommen. Deswegen ist es hilfreich, sich selbst vorher einzustimmen:

REINIGE DEINE ENERGIE

1. Lege dich hin oder wähle einen Platz, auf dem du entspannt sitzen kannst.
2. Atme bewusst einige Male langsam ein und wieder aus. Das signalisiert deinem Körper, dass du in Sicherheit bist. Dein Herzschlag verlangsamt sich und dein Nervensystem beruhigt sich. Dadurch kommst du aus dem Kampf-oder-Flucht-Modus raus, in dem wir uns häufig im Alltag befinden. Deine Gehirnaktivität verlangsamt sich und dein Körper fängt an, sich zu entspannen.
3. Stelle dir vor, wie dich ein roter Lichtstrahl deinen Körper mit dem innersten Kern der Erde verbindet. Die Erdenergie wirkt sehr beruhigend auf unser Energie- und Nervensystem. Wenn du die Möglichkeit hast, dieses Ritual in der Natur durchzuführen, verstärkt sich der Effekt.
4. Visualisiere nun, wie alle Anspannung aus deinem Körper in die Erde abfließt. Nimm dir dafür so lange Zeit, bis du merkst, wie dein Körper sich beginnt zu entspannen. Richte dabei deine Aufmerksamkeit auf deinen Körper und fühle, wie sich die Entspannung in immer mehr Körperteilen ausbreitet.
5. Stelle dir dann eine goldene Rose vor, die vor deinem Körper schwebt und all die noch vorhandene unruhige Energie aus dir herauszieht.

→

Mach das so lange, bis du spürst, wie sich nun auch dein Geist entspannt.

6. Visualisiere zum Schluss, wie dich aus deinem Kopf heraus ein goldener Lichtstrahl mit dem Universum verbindet. Durch diese Verbindung fließt nun eine frische, entspannte Energie in deinen gesamten Körper, die dich wie eine Dusche von innen heraus reinigt.

Bereite dich auf die Einschlafbegleitung vor, indem du dir vorab einen Moment Zeit nimmst, um dich beispielsweise durch eine Meditation zu beruhigen. Lasse die Geschehnisse des Alltags hinter dir. Du kannst dich beispielsweise hinlegen oder hinsetzen, die Augen schließen und visualisieren, wie all die unruhige Energie aus deinem Körper in die Erde abfließt. Wenn du mit Energiearbeit vertraut bist, kannst du die Energiereinigung auf S. 39/40 durchführen.
Tipp: Diese Übung kannst du vor jeder Einschlafbegleitung durchführen, unabhängig vom Alter deines Kindes.

Wenn du in Meditation noch nicht sehr geübt bist, kannst du dir auch eine **geführte Meditation** anhören. An sehr stressigen Tagen kann es auch hilfreich sein, sich sogar während der Einschlafbegleitung über Kopfhörer eine geführte Meditation anzuhören. Eine geführte Meditation zur energetischen Reinigung findest du über den QR-Code auf S. 123.

Wenn Eltern darauf hoffen, dass ihr Baby oder Kleinkind schnellstmöglich einschläft, damit sie sich danach noch anderen Dingen widmen können, verspüren sie oft einen inneren Druck, der sich negativ auf die Einschlafbegleitung auswirkt und es entsteht Frust. Nimm dir den inneren Erwartungsdruck. Plane beispielsweise keine wichtigen Aufgaben deines Tages für die Zeit nach der Einschlafbegleitung, denn sonst hast du stets im Kopf, dass du noch Dinge erledigen möchtest und in dir entsteht Zeitdruck.

Mache das Abendritual zu einem besonderen Moment der Verbindung zwischen dir und deinem Kind. Genieße diese Zeit der Ruhe, die auch für dich als Mutter oder Vater eine Auszeit des schnelllebigen Alltags darstellen kann.

Das gemeinsame Schlafen im Familienbett

Das gemeinsame Schlafen im Familienbett ist ein Thema, das in der westlichen Welt kontrovers diskutiert wird, aber zahlreiche Studien zeigen, dass es sowohl für Eltern als auch für Kinder viele Vorteile hat. Einer der Hauptvorteile des gemeinsamen Schlafens ist die Stärkung der emotionalen Bindung zwischen Eltern und Kind. Die enge physische Nähe fördert das Gefühl von Sicherheit und Geborgenheit, was insbesondere für Babys und Kleinkinder wichtig ist. Kinder, die im Familienbett schlafen, erleben oft weniger Trennungsangst und weinen nachts seltener, da sie die beruhigende Präsenz ihrer Eltern spüren. Babys, die mit ihren Eltern schlafen, haben eine ruhigere Nacht und wachen weniger oft auf, weil sie sich sicherer fühlen.

Viele Eltern haben Bedenken, ihr Baby in ihrem Bett schlafen zu lassen, aus Angst, es im Schlaf zu erdrücken. Doch Untersuchungen zeigen, dass Eltern von einem instink-

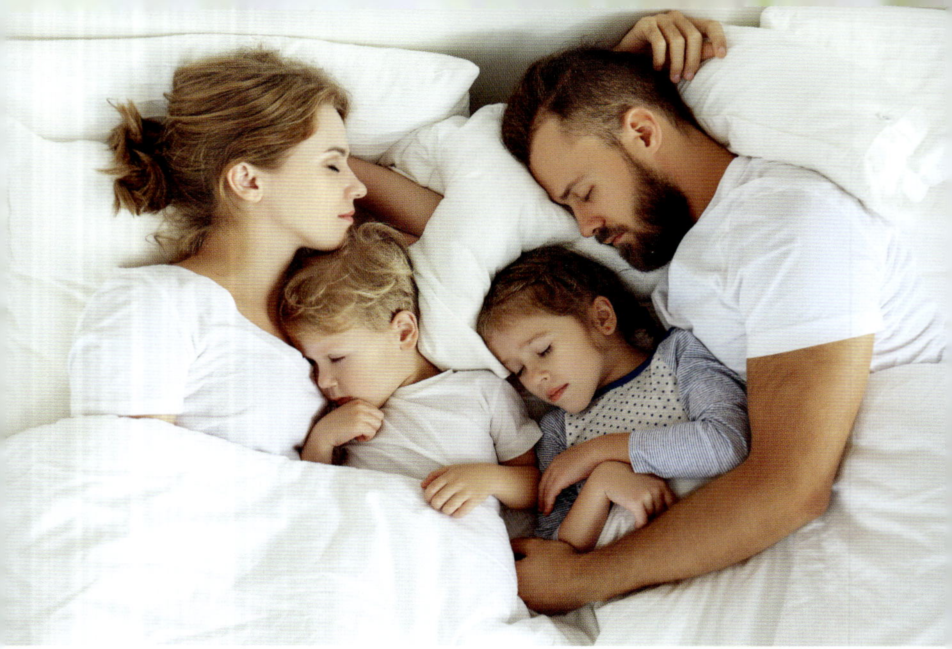

tiven Schutzmechanismus geleitet werden, der ihnen hilft, das Baby auch während des Schlafs wahrzunehmen und sich bewusst zu sein, wo es sich befindet. Diese Feinfühligkeit hat tiefe Wurzeln in unserer evolutionären Entwicklung und es gibt Hinweise darauf, dass Mütter von Natur aus besonders sensibel auf die Bedürfnisse ihres Babys reagieren, selbst wenn sie schlafen.

Väter verfügen ebenfalls über einen natürlichen Instinkt, der ihnen hilft, sicher mit ihrem Baby im selben Bett zu schlafen. Studien zeigen, dass auch Väter, ähnlich wie Mütter, eine biologische Anpassung durchlaufen, wenn sie in der Nähe ihres Babys schlafen. Beispielsweise senkt sich der Testosteronspiegel, was sie in eine aufmerksamere und fürsorglichere Rolle bringt. Dies ermöglicht es Vätern, instinktiv auf die Bewegungen und Bedürfnisse ihres Babys zu reagieren, auch wenn sie schlafen. Forschungen an der Universität von Notre-Dame haben gezeigt, dass Väter, die mit ihrem Baby im Bett schlafen, sensibler auf das Baby eingestellt sind, als man vielleicht annehmen würde. Sie reagieren oft instinktiv auf die Position des Babys und passen ihre eigenen Bewegungen entsprechend an. Dieser natürliche Schutzmechanismus hilft dabei, sicherzustellen, dass das Baby nicht gefährdet wird. Die Voraussetzung dafür ist allerdings eine **physische und psychische Gesundheit der Eltern, sowie die absolute Abstinenz von Alkohol, Schlafmitteln, Medikamenten und Drogen!**

Wenn Sicherheitsvorkehrungen eingehalten werden, wie der Verzicht auf weiche Kissen und Decken in der Nähe des Babys, ist das Risiko für Unfälle beim gemeinsamen Schlafen sehr gering. Es stärkt nicht nur die emotionale Bindung zwischen Eltern und Kind, sondern ermöglicht der gesamten Familie einen erholsameren Schlaf. Es hat sich gezeigt, dass **Babys, die nah bei ihren Eltern schlafen, schneller wieder in den Schlaf finden und weniger weinen. Eine Alternative kann auch ein sogenanntes „Beibett“ sein.**

Tipp: Das nächtliche Stillen im Liegen kann auch eine liebevolle und erholsame Art sein, das Baby zu beruhigen und ihm das Gefühl von Nähe und Sicherheit zu geben, während auch die Mutter die dringend benötigte Ruhe findet.

Stillen, Fläschchen geben und Schnuller in der Einschlafbegleitung

In den ersten Lebensjahren eines Babys spielen Stillen, Fläschchen geben und der Schnuller eine zentrale Rolle bei der Einschlafbegleitung. Diese Gewohnheiten dienen nicht nur der Nahrungsaufnahme, sondern bieten auch emotionalen Trost und helfen dem Baby, sich zu beruhigen und in den Schlaf zu finden. Das Stillen ist mehr als nur eine Form der Nahrungsaufnahme. Es schafft eine intensive Bindung zwischen Mutter und Kind und fördert die Ausschüttung von Oxytocin, dem „Kuschel-Hormon", das für das Gefühl von Nähe, Geborgenheit und Entspannung sorgt. Dieses Hormon hilft nicht nur dem Baby, sondern auch der Mutter, sich zu entspannen, was den Einschlafprozess erleichtern kann. Während des Stillens sinkt der Cortisolspiegel (das Stresshormon), und das Baby fühlt sich sicher und geborgen, was besonders wichtig ist, wenn es zur Ruhe kommen und einschlafen soll.

Viele Babys schlafen unmittelbar nach dem Stillen ein, da dieser Prozess sowohl körperlich nährend als auch emotional beruhigend ist. Auch der Energieaustausch ist beim Stillen sehr intensiv. Da die Brust der Mutter direkt mit dem Herzchakra verbunden ist, wird das Kind energetisch direkt mit der Liebe der Mutter aufgetankt. Meistens sucht das Baby dabei den direkten Augenkontakt der Mutter, was die Verbindung nochmals intensiviert.

Das Stillen ist die natürlichste Einschlafbegleitung für Babys und wird in vielen Kulturen auch als das Normalste der Welt angesehen und gar nicht in Frage gestellt. Durch den stressigen Alltag in der modernen Gesellschaft empfinden es einige Mütter aber als Herausforderung, auf das sehr häufige Stillbedürfnis des Babys einzugehen. Eigene Kindheitswunden spielen eine weitere Rolle: Da die meisten Eltern selbst eine sehr fremdbestimmte Kindheit hatten, kann unbewusst das Gefühl aufkommen, das Baby möchte über den Tages- und Nachtverlauf der Eltern bestimmen und es fällt ihnen schwer, die Kontrolle loszulassen und sich diesem natürlichen Prozess hinzugeben. Dabei ist das häufige Stillen ein natürliches Bedürfnis des Kindes – und es ist gut zu wissen, dass Eltern ihr Kind nicht verwöhnen, wenn sie auf seine Bedürfnisse eingehen. Tatsächlich können sich tiefe Ängste bei jenen Kindern entwickeln, auf deren Bedürfnisse nicht eingegangen wird. Durch das Stillen nach Bedarf, auch in der Nacht, hilfst du deinem Kind also, ein tiefes Urvertrauen ins Leben aufzubauen.

In meiner Arbeit empfehle ich Müttern immer, sich auf das häufige Stillen einzulassen, da es nicht nur die Bindung zwischen Mutter und Kind sehr stärkt, sondern tatsächlich auch die einfachste Einschlafbegleitung darstellt. Wenn du es schaffst, dass du dein Kind nach Bedarf stillst und dich auf die Vorteile dabei konzentrierst, so wird auch das Stillen in der Nacht zu einem sehr schönen Erlebnis. Du musst nachts nicht aufstehen, du musst keine künstliche Milch zubereiten und dann warten, bis diese abgekühlt ist. Stattdessen wen-

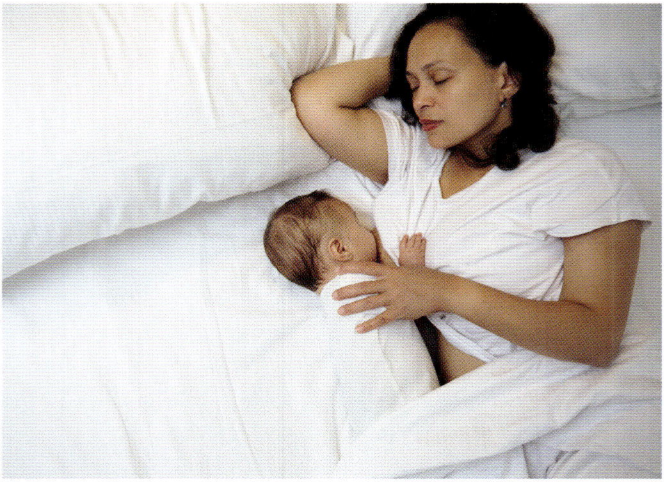

dest du dich einfach deinem Kind zu und gibst ihm im Liegen die Brust. Dabei kannst du auch sorglos gemeinsam mit deinem Kind wieder einschlafen. Du wirst bemerken, dass du bei diesen nächtlichen Unterbrechungen kaum in einen vollen Wachzustand kommst.

Ich erinnere mich noch gut an diese Zeit als Mutter. Mein Mann fragte mich am Morgen, wie oft ich in der Nacht gestillt habe und so genau konnte ich es ihm meist gar nicht sagen. Es passiert einfach automatisch und Mütter werden instinktiv sogar wenige Sekunden vor dem Baby wach, sodass sie ihr Kind beginnen zu stillen, noch bevor es richtig wach wird und zu weinen beginnt. Auf diese Weise kommen alle Beteiligten zu einem erholsamen Schlaf.

Wie immer spielt dabei das Vertrauen in die elterlichen Instinkte eine große Rolle. Der nächtliche Stillprozess ist ein natürlicher Weg, dein Baby zu beruhigen und in den Schlaf zu begleiten. Es gibt natürlich auch Mütter, die sich gegen das Stillen entscheiden oder aus gesundheitlichen Gründen auf das Stillen verzichten müssen. Hier kann selbstverständlich auch das **Fläschchengeben eine Alternative** sein.

Das Fläschchengeben löst allerdings nicht die gleichen hormonellen Prozesse bei der Mutter aus wie das Stillen. Auch der Energieaustausch ist nicht so intensiv. Die Nähe zur Mutter oder zu der Person, die das Fläschchen gibt, kann aber ebenfalls ein Gefühl von Sicherheit schaffen. Auch der energetische Austausch kann in Gang gesetzt werden, vorausgesetzt, die Eltern sind dabei präsent und konzentrieren sich auf das Baby. Das Saugen an der Flasche ist für das Baby beruhigend und hilft ihm, den Übergang vom Wachzustand in den Schlaf zu finden. **Wichtig ist dabei, dass die Flasche nicht als reine Nahrungsquelle, sondern als Teil der emotionalen Bindung und der Beruhigung angesehen wird.**

Empfehlenswert ist es auch, sich intensiv mit der Auswahl der Fläschchen zu befassen und zu schauen, dass ein ähnlicher Saugeffekt wie beim Stillen durch das Fläschchen erzeugt wird. Wie beim Stillen kann das Fläschchengeben ein liebevolles Ritual sein, das dem Baby hilft, sich zu entspannen und ruhig einzuschlafen. Der Nachteil ist natürlich, dass das Fläschchen jedes Mal, also auch nachts, frisch zubereitet werden muss.
Tipp: Hierauf kannst du dich bestmöglich vorbereiten, indem du das Babynahrungspulver vorab in einigen leeren Flaschen sortierst und abgekochtes Wasser in einer Thermoskanne neben dem Bett bereitstellst. So vermeidest du, dass du nachts aufstehen musst, um in die Küche zu laufen.

Beim Fläschchengeben ist bei der nichtstillenden Mutter wie auch beim Vater der elterliche Instinkt vorhanden – auch wenn etwas weniger ausgeprägt – nachts sensibel auf die Bewegungen des Kindes zu reagieren. Solltest du nicht bei voller mentaler und physischer Gesundheit sein oder gar unter Einfluss von Medikamenten stehen, ist es zu empfehlen, dein Kind in einem Beistellbett schlafen zu lassen.

Oft wird auch ein **Schnuller als Einschlafhilfe** genutzt. Der moderne Schnuller wurde erst zu Beginn des 19. Jahrhunderts erfunden, in einer Zeit, in der es speziell in adligen Familien üblich war, dass Kinder nicht von den Eltern, sondern von sogenannten *Ammen*, fremdbetreut wurden. Da diese Betreuerinnen meist nicht selbst die Kinder stillen konnten, wurde auf Alternativen zurückgegriffen, um das Stillbedürfnis des Kindes zu befriedigen. In dieser Zeit ist auch das Konzept entstanden, Kinder in eigenen Betten und sogar in eigenen Zimmern schlafen zu legen, was der Entwicklung des Kindes nicht dienlich ist und bis heute noch viele Herausfor-

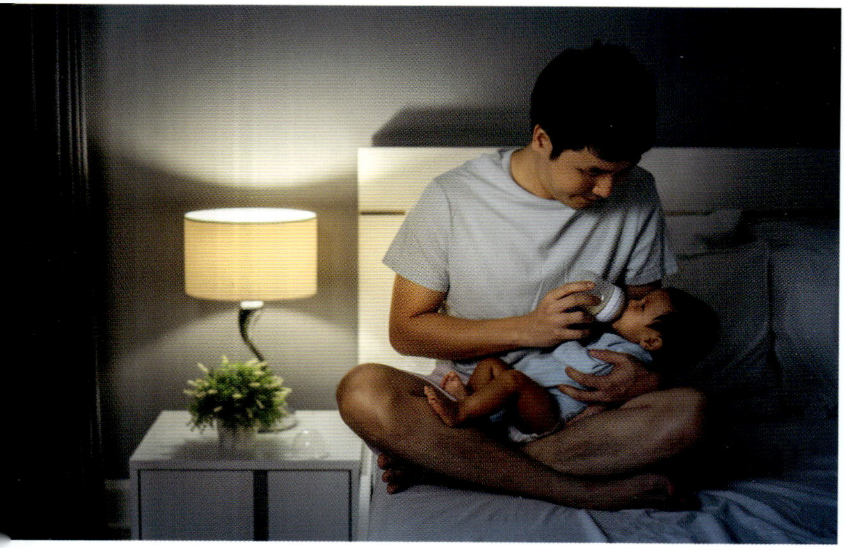

derungen für Eltern darstellt. Zum einen wird sich jedes Kind mit lautem Weinen dagegen wehren, sich einfach alleine und ohne körperliche Nähe ablegen zu lassen, zum anderen müssen Eltern dann jedes Mal aufstehen, um ihr Kind auch nachts mehrmals wieder in den Schlaf zu begleiten.

Der Schnuller kann als Einschlafhilfe ein nützliches Werkzeug sein, um das Baby zu beruhigen. Doch aus einer kritischen Sicht betrachtet, gibt es auch einige Aspekte, die du berücksichtigen solltest, bevor der Schnuller fester Bestandteil des Einschlafrituals wird.

Ein großer Vorteil des Schnullers ist, dass er das Saugbedürfnis deines Babys befriedigt, ohne dass es dabei Nahrung aufnehmen muss. Diese Beruhigung kann dabei helfen, dass das Baby durch den Saugeffekt schneller zur Ruhe findet.

Allerdings birgt der regelmäßige Einsatz des Schnullers einige Risiken. Zum einen kann die dauerhafte Gewöhnung an den Schnuller zu einem Abhängigkeitsverhältnis führen. Nicht selten gewöhnen sich Kinder dann an, den Schnuller die meiste Zeit des Tages zu benutzen. Zudem gibt es Bedenken hinsichtlich der Zahn- und Kieferentwicklung bei längerem Gebrauch über das zweite Lebensjahr hinaus. Langfristig kann der häufige Einsatz zu Fehlstellungen der Zähne führen, insbesondere wenn der Schnuller auch noch im Kleinkindalter verwendet wird.

Ein weiterer kritischer Punkt ist der mögliche Einfluss auf das Stillen. Einige Studien legen nahe, dass der frühe und häufige Gebrauch eines Schnullers die Stillbeziehung stören kann, da das Baby möglicherweise weniger Interesse am Stillen zeigt oder die korrekte Stilltechnik nicht ausreichend erlernt. Dies kann in den ersten Monaten besonders problematisch sein, wenn das Stillen noch etabliert wird.

Abschließend lässt sich sagen, dass der Schnuller zwar eine hilfreiche Einschlafhilfe sein kann, du ihn aber mit Bedacht und Achtsamkeit einsetzen solltest. Es ist wichtig, die individuellen Bedürfnisse des Kindes zu berücksichtigen und den Schnuller als eine vorübergehende Unterstützung zu betrachten, die nach und nach durch andere beruhigende Rituale ersetzt werden kann.

Tragen als Einschlafbegleitung

Das Tragen eines Babys ist eine der natürlichsten und ältesten Methoden, um ein Kind zu beruhigen und ihm ein Gefühl von Sicherheit zu geben. Evolutionsbiologisch betrachtet sind Menschenbabys Traglinge. Im Gegensatz zu Nestflüchtern, die von der Geburt an sofort selbstständig laufen können, oder Nesthockern, die in einem sicheren Nest bleiben, während die Eltern Nahrung suchen, sind Traglinge darauf angewiesen, in unmittelbarer Nähe zu ihren Bezugspersonen getragen zu werden. Diese Nähe bietet ihnen Schutz und Geborgenheit, da sie sich noch nicht selbst fortbewegen können. Der menschliche Körper, insbesondere die weibliche Hüfte, ist dafür perfekt ausgelegt. Babys nehmen von selbst die sogenannte Anhock-Spreiz-Haltung ein, bei der die Knie angezogen und die Beine leicht gespreizt werden – ideal, um sicher auf der Hüfte der Mutter oder des Vaters getragen zu werden. Diese Haltung, zusammen mit der runden Wirbelsäule eines Neugeborenen, zeigt, dass das Baby an das Tragen angepasst ist und dies für seine körperliche und emotionale Entwicklung notwendig ist.

Es gibt heute sehr viele gute Tragehilfen wie Tragetücher oder Babytragen, in denen das Kind in einer ergonomischen Position an dem Körper der Eltern getragen werden kann und diese dabei ihre Hände frei zur Benutzung haben. Informiere dich am besten ausgiebig über das große Angebot der Tragehilfen und lasse dich eventuell von einem Trage-Experten individuell beraten, damit dein Körper sowie der deines Kindes nicht belastet wird.

Beim Tragen wird das Baby nicht nur beruhigt, sondern erfährt auch ein Gefühl der Vertrautheit. Die Bewegungen der Mutter oder des Vaters, das sanfte Schaukeln und der gleichmäßige Herzschlag wirken beruhigend und lassen dein Baby schneller zur Ruhe kommen. Diese rhythmischen Bewegungen und die körperliche Nähe stimulieren das Nervensystem und senken das Stresshormon Cortisol, während beruhigende Hormone wie Oxytocin freigesetzt werden. Babys, die getragen werden, schlafen oft schneller ein und weinen weniger. Die konstante Bewegung und der enge Körperkontakt erinnern sie an die Zeit vor der Geburt, als sie im Mutterleib ebenfalls ständig in Bewegung waren.

Zusätzlich bietet das Tragen den Vorteil, dass du mobil bleibst und deinem Baby gleichzeitig die Nähe geben kannst, die es braucht. Im Gegensatz zu einem Kinderwagen oder einer Wiege bietet das Tragen direkten Körperkontakt. Es ist ein tief in unserer Evolution verankerter Schutzmechanismus: In der Zeit der Jäger und Sammler war es lebenswichtig, dass Babys nah bei ihren Eltern waren, da sie in der freien Natur allein nicht überleben konnten.

Das Tragen kann auch als Einschlafritual benutzt werden. Du solltest dir allerdings bewusst sein, dass dein Baby dann auch in der Nacht wieder nach dem Tragekontakt als Einschlafritual verlangt, vor allem wenn es das einzige oder hauptsächliche Einschlafritual ist.

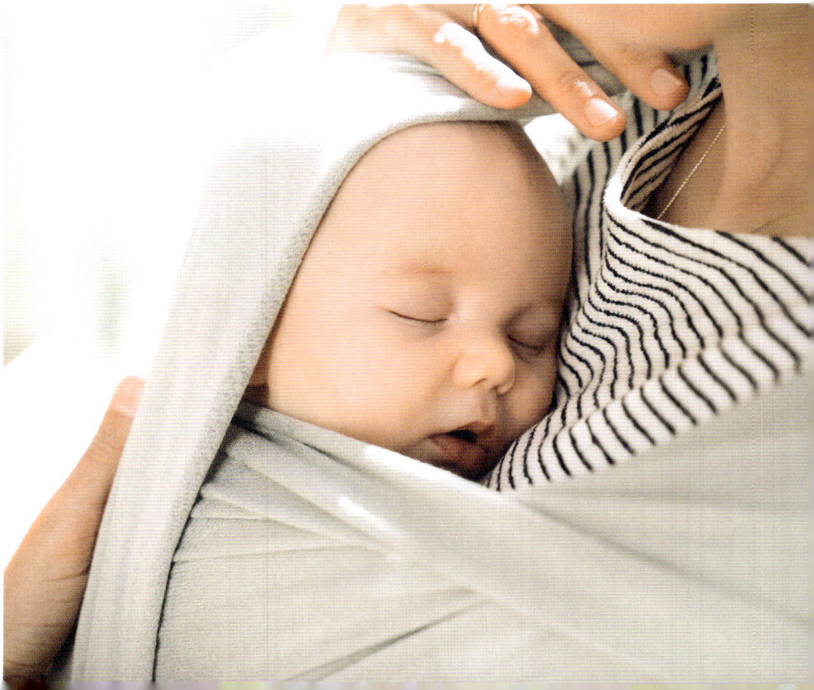

Wie die Dunkelheit wohltuend auf die Hormone wirkt

Die Dunkelheit spielt eine entscheidende Rolle für den Schlaf, insbesondere für die hormonelle Regulation, die den Schlaf-Wach-Rhythmus des Körpers steuert. Ein zentrales Hormon in diesem Prozess ist Melatonin, auch als das „Schlafhormon" bekannt. Melatonin wird in der Zirbeldrüse des Gehirns produziert. Sobald es dunkel wird, beginnt der Körper vermehrt Melatonin zu produzieren, was das Gefühl von Schläfrigkeit auslöst und signalisiert, dass es Zeit ist, zur Ruhe zu kommen.

Melatonin ist heutzutage als Nahrungsergänzungsmittel in vielen Formen erhältlich, darunter Tabletten, Kapseln, flüssige Tropfen oder Lutschtabletten. Es wird häufig von Erwachsenen verwendet, um Schlafstörungen zu behandeln oder den Schlafrhythmus, besonders bei Jetlag oder Schichtarbeit, zu regulieren. Solche Präparate helfen, das Schlafhormon zu steigern, wenn die natürliche Produktion gestört ist. Was den Einsatz von Melatonin bei Babys und Kleinkindern betrifft, ist jedoch Vorsicht geboten. Es gibt zwar einige Fälle, in denen Melatonin bei Kindern mit speziellen Schlafproblemen unter ärztlicher Aufsicht eingesetzt wird, doch die langfristigen Auswirkungen auf die Entwicklung des kindlichen Gehirns und des Hormonsystems sind noch nicht ausreichend erforscht. Experten raten daher, **Melatonin nicht leichtfertig bei Babys und Kleinkindern einzusetzen.** Der natürliche Schlaf-Wach-Rhythmus entwickelt sich im Kindesalter noch, und eine übermäßige oder unnötige Gabe von Melatonin könnte diesen Prozess stören.

Licht, insbesondere künstliches Licht wie das von Bildschirmen oder Lampen, kann die Produktion von Melatonin hemmen. Das bedeutet, dass zu viel Licht am Abend den natürlichen Schlafrhythmus stören kann. Dies betrifft nicht nur Erwachsene, sondern auch Kinder. Babys und Kleinkinder sind besonders empfindlich gegenüber Licht, da ihr Melatoninhaushalt sich noch entwickelt. Es ist daher wichtig, dass die **Umgebung vor dem Schlafengehen möglichst dunkel** ist, um den natürlichen Schlafzyklus deines Kindes zu unterstützen. Ein dunkler Schlafraum hilft dem Körper, in einen tieferen und erholsameren Schlaf zu finden, da Melatonin auch eine beruhigende und entspannende Wirkung auf das Nervensystem hat. Studien zeigen, dass Menschen in völliger Dunkelheit besser schlafen und weniger häufig aufwachen, da die Melatoninproduktion nicht unterbrochen wird. Ein Mangel an Melatonin kann hingegen dazu führen, dass wir uns unruhiger fühlen und Schwierigkeiten haben, einzuschlafen. Besonders bei Einschlafritualen für Kinder kann es deshalb hilfreich sein, eine ruhige und dunkle Atmosphäre zu schaffen.

Tipp: Für Kinder, die möglicherweise Angst vor völliger Dunkelheit haben oder für Eltern, die abends noch ein sanftes Licht im Zimmer wünschen, kann rotes Licht eine gute Alternative sein. Es schafft eine beruhigende Atmosphäre, ohne den natürlichen Schlafzyklus zu stören. Viele Experten empfehlen, bei Nachtlichtern auf warmes, rötliches Licht zu setzen, um den Einschlafprozess zu unterstützen, statt grelles weißes oder blaues Licht zu verwenden, das den gegenteiligen Effekt haben könnte.

Entspannung durch Musik und Geräusche

Weißes Rauschen und sanfte Geräusche können eine wunderbare Unterstützung beim Einschlafen von Babys und

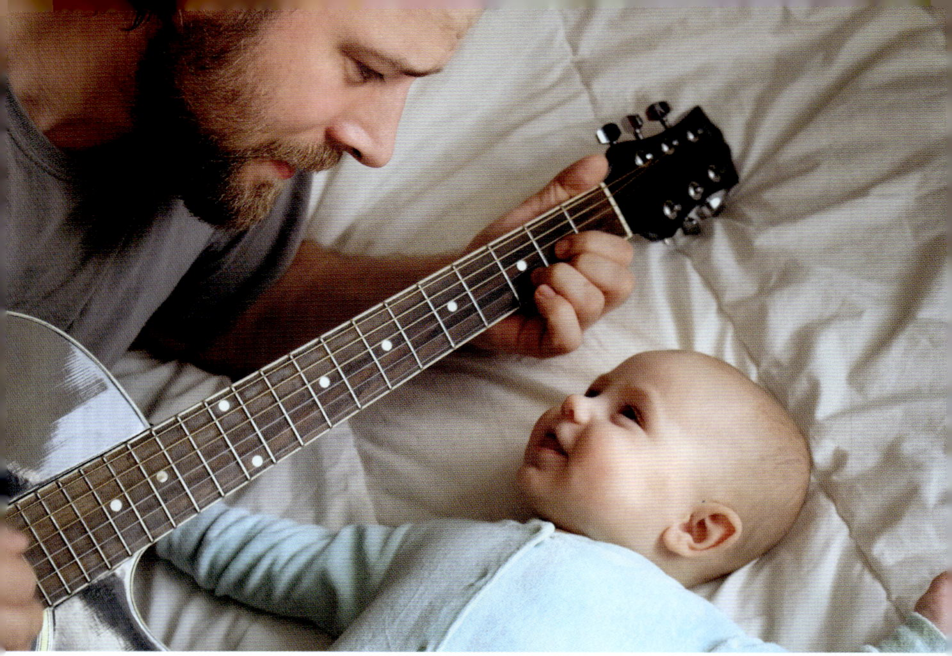

Kleinkindern sein. Diese Geräusche schaffen eine beruhigende Umgebung, die das Baby sanft in den Schlaf gleiten lässt. Vor allem in den ersten beiden Lebensjahren, wenn das Nervensystem noch sehr empfindlich auf äußere Reize reagiert, können bestimmte Geräusche helfen, das Baby in den Schlaf zu begleiten. Weißes Rauschen ist ein gleichmäßiges, monotones Geräusch, das an das Rauschen von Wind, Regen oder das Brummen von Ventilatoren erinnert. Diese Geräusche ähneln dem, was Babys im Mutterleib gehört haben, wie das Rauschen des Blutes und die gedämpften Geräusche der Außenwelt. Für viele Babys wirken diese Klänge beruhigend, da sie eine vertraute Umgebung schaffen, die ihnen hilft, sich sicher zu fühlen und leichter in den Schlaf zu finden.

Auch sanfte Musik oder Naturgeräusche wie das Plätschern eines Baches, Regen oder das Zwitschern von Vögeln können Babys beruhigen. Diese Klänge schaffen eine harmonische Atmosphäre, die dem Baby hilft, zur Ruhe zu kommen. Wichtig ist dabei, dass die Musik oder die Geräusche sanft und gleichmäßig sind, um es nicht zu überreizen. Es gibt auch speziell für Babys entwickelte Einschlafmusik, die häufig auf wiederholende Melodien und sanfte Instrumente setzt, um die Schlafbereitschaft zu fördern. Viele Eltern greifen auf Spieluhren, Musikboxen oder Apps zurück, die speziell darauf ausgelegt sind, eine ruhige Schlafumgebung zu schaffen. Bei Apps ist es wichtig darauf zu achten, dass diese auch im Flugmodus benutzt werden können, um das Kind nicht unnötig mit Strahlung zu belasten.

Beim Einsatz von weißem Rauschen oder Musik als Einschlafhilfe ist es wichtig, auf die Lautstärke zu achten. Die Geräusche sollten leise und gleichmäßig sein, um das Baby zu beruhigen, ohne das Gehör zu belasten.

Achtung: Empfehlenswert ist es, die Geräusche so einzusetzen, dass sie nur die ersten Schlafphasen begleiten, denn ständige Geräuschkulissen könnten langfristig zu einer Abhängigkeit führen, bei der das Kind ohne diese Geräusche nicht mehr einschlafen kann!

Neben weißem Rauschen und sanften Geräuschen kann auch das Singen eine wertvolle Einschlafhilfe sein. Für Babys und Kleinkinder ist die Stimme der Eltern eine der vertrautesten Klänge überhaupt. Sanft gesungene Schlaflieder beruhigen nicht nur, sondern stärken auch die emotionale Bindung zwischen Eltern und Kind. Die gleichmäßigen und wiederholenden Melodien wirken auf das Baby ähnlich wie weißes Rauschen, da sie es auf sanfte Weise in den Schlaf begleiten. Beim Singen nimmt das Baby nicht nur die beruhigenden Klänge wahr, sondern auch die emotionale Wärme und Nähe der Eltern, was zu einer entspannten Schlafatmosphäre führt. Außerdem wird beim Singen eine spezielle Frequenz erzeugt, die beim Abspielen von elektronischer Musik nicht erreicht wird. Singen, das Spielen von Musikinstrumenten oder das Benutzen von Klangschalen erzeugt nicht nur eine beruhigende Frequenz im Raum, sondern hat auch eine heilende Wirkung. Die Energiefrequenz des Kindes wird dabei an die Frequenz der Klänge angepasst.

Interessanterweise empfinden einige Babys auch lautere Geräusche wie das Brummen eines Staubsaugers, das Dröhnen einer Waschmaschine oder sogar Baustellenlärm als beruhigend. Dies mag überraschend wirken, hat aber eine einfache Erklärung: Diese gleichmäßigen, monotonen Geräusche ähneln den Geräuschen, die das Baby während der Schwangerschaft im Mutterleib wahrgenommen hat. Dort war es von einem konstanten Hintergrundrauschen umgeben, das durch den Herzschlag der Mutter, das Rauschen des Blutes und die gedämpften Geräusche der Außenwelt erzeugt wurde. Solche Geräusche überdecken plötzliche und laute Störgeräusche, die Babys leichter erschrecken könnten. Die gleichmäßigen Vibrationen und Töne sorgen für eine Art Schallblase, die das Baby abschirmt und es leichter in den Schlaf gleiten lässt.

Eltern können diese Erkenntnisse in ihre Einschlafrituale integrieren, indem sie entweder leise singen, sanfte Musik abspielen oder auf gleichmäßige Geräuschquellen wie Staubsauger oder Waschmaschinen zurückgreifen, um ihrem Baby beim Einschlafen zu helfen. Hier gilt es auszuprobieren, was dem Kind und auch den Eltern am besten gefällt und eine beruhigende Wirkung erzeugt.

EINSCHLAFMASSAGE FÜR BABYS

Diese kurze Massage schenkt deinem Baby Geborgenheit und hilft beim Einschlafen. Geeignet ab ca. 6 Wochen.

Du brauchst:

- Ruhiger, warmer Raum
- Weiches Handtuch oder Decke
- Optional: Mandelöl (nur aus Glasflaschen und bei guter Verträglichkeit)

Wichtig: Nie massieren bei Fieber, Ausschlag oder Unwohlsein. Immer nur sanft streichen, nie drücken.

Ablauf (ca. 7 Minuten)

1. Ankommen: Hände auf die Brust legen, ruhig atmen und dabei sanfte Worte sprechen.
2. Herzstreicheln: Mit beiden Händen ein Herz über die Brust zeichnen – von Schulter zu Schulter, dann nach unten zum Bauch (5×).
3. Bauchkreise: Mit der flachen Hand im Uhrzeigersinn über den Bauch streichen – erst kreisförmig, dann halbkreisförmig von links nach rechts.
4. Arme & Beine: Vom Ansatz bis zu Händen/Füßen sanft ausstreichen.
5. Gesicht: Mit zwei Fingern von der Stirn zu den Schläfen streichen, dort kleine Kreise. Sanft über Wangen und Kinn gleiten.
6. Abschluss: Die Hände auf Brust oder Bauch legen. Flüstere: „Schlafe nun. Ich bin bei dir."

RITUALE UND IMPULSE FÜR ENTSPANNTE NÄCHTE

1. Nimm dir Zeit, um dich auf die Einschlafbegleitung vorzubereiten und deine eigene Energie zu beruhigen (siehe S. 38-40). Setze oder lege dich an einen ruhigen Ort, an dem du etwa 10–15 Minuten lang ungestört sein kannst. Achte auf eine bewusste Atmung. Zähle beim Einatmen langsam bis 6, halte den Atmen für 2 Sekunden an und zähle langsam bis 8, während du ausatmest. Höre dir meine geführte Meditation an, die ich speziell für die Vorbereitung für das Einschlafritual für Eltern erstellt habe. Diese findest du über den QR-Code auf S. 123.
2. Wenn du nicht die Möglichkeit hast, dir 10–15 Minuten ungestörte Zeit zu nehmen, dann kannst du auch in Anwesenheit deines Kindes vor eurem Einschlafritual eine bewusste langsame Atmung durchführen und visualisieren, wie du beim Ausatmen alle Sorgen und allen Stress ausatmest.
3. Nimm dir unbedingt den zeitlichen Druck raus, dass die Einschlafbegleitung so schnell wie möglich erledigt sein sollte. Betrachte diese Zeit als eine der wertvollsten Zeiten des Tages, in der du und dein Kind gemeinsam zur Ruhe kommen könnt und die eure Verbindung zueinander stärkt. Achte darauf, dass nichts im Haushalt deine Aufmerksamkeit während der Einschlafbegleitung braucht, wie ein angelassener Ofen, ein Telefonanruf oder ein erwarteter Besuch.
4. Dunkle den Raum ab und schalte ein warmes, kleines Nachtlicht ein.
5. Wenn du möchtest, schalte ruhige Musik (z. B. mit Naturgeräuschen) an, ein weißes Rauschen oder singe deinem Kind leise ein Schlaflied vor.

6. Trage dein Kind gerne ein wenig enger an deinem Körper und wippe dabei im gleichmäßigen Rhythmus oder lege dich gemeinsam mit deinem Baby ins Bett und stille es in den Schlaf, bzw. gib ihm das Fläschchen, bis es eingeschlafen ist.
7. Lese deinem Kind beispielsweise eine Einschlafgeschichte vor. Liest du deinem Kind diese Geschichte jeden Abend vor, so verankern sich die Worte in dem Gehirn deines Kindes und suggerieren ihm das Gefühl von Sicherheit. Dein Kind wird dann automatisch müde werden und leichter in den Schlaf finden, sobald du beginnst, ihm die Geschichte vorzulesen.
8. Sollte dein Kind noch nicht eingeschlafen sein, so kuschle mit deinem Kind, streichle es sanft oder versuche die Massage auf S. 57, sing ihm was vor oder stille es, bis es eingeschlafen ist.

Einschlaf-rituale für Kleinkinder

IM ALTER VON
2 BIS 4 JAHREN

Für Kinder im Alter von 2 bis 4 Jahren ist es besonders wertvoll, wiederholende Abendroutinen zu etablieren, da sie Sicherheit, Vorhersehbarkeit und Struktur bieten. Aus pädagogischer und psychologischer Sicht erleichtern regelmäßige Routinen das Einschlafen und fördern die emotionale Stabilität des Kindes. Abendrituale geben dem Kind Orientierung im Tagesablauf. Wiederkehrende Rituale schaffen ein Gefühl der Geborgenheit, indem sie dem Kind signalisieren, dass der Tag zu Ende geht und es Zeit ist, zur Ruhe zu kommen. Routinen helfen Kindern, Übergänge leichter zu bewältigen, zum Beispiel den Wechsel von der aktiven Tageszeit zur Entspannung und dem Schlafen. Abendrituale fördern das Selbstbewusstsein und die Autonomie. Wenn dein Kind weiß, was als Nächstes kommt, kann es aktiver daran teilnehmen und fühlt sich kompetent. Es entwickelt ein besseres Verständnis für die Abläufe in seinem Alltag und lernt dabei, die Signale des eigenen Körpers wahrzunehmen.

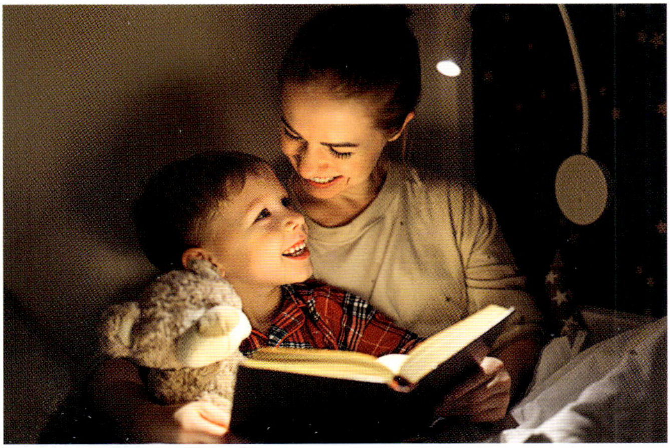

Aus psychologischer Sicht wird durch regelmäßige Abendroutinen das Stressniveau deines Kindes reduziert. Der wiederholende Charakter der Rituale fördert die Ausschüttung von Hormonen wie Melatonin und Oxytocin, die das Nervensystem beruhigen und den Schlaf-Wach-Rhythmus unterstützen. Routinen helfen dem Kind, innere Sicherheit zu entwickeln, was wiederum Ängste abbaut. Kinder, die abends immer wieder ähnliche Abläufe erleben, verbinden diese mit positiven Gefühlen der Sicherheit und der Zuwendung ihrer Eltern. Das Kind lernt, sich auf die bevorstehende Schlafenszeit einzustellen und wird durch die vertrauten Abläufe entspannter und friedlicher.

Auch hier gilt wie immer: Jedes Kind ist anders. Manche Kinder reagieren sehr flexibel auf Veränderungen im Alltag und können sich leicht den Gegebenheiten anpassen. Sie benötigen nicht zwingend eine wiederholende Abendroutine und selbst der Einschlafort ist für sie nicht sehr wichtig, solange sie sich geborgen fühlen. Andere Kinder werden schnell unruhig, wenn sich auch nur eine Kleinigkeit in der gewohnten Abendroutine verändert. Hier darfst du die individuellen Bedürfnisse deines Kindes kennenlernen und dich auf sie einstimmen. Besonders für Kinder, die allgemein eher ängstlich und sensibel sind, ist eine sich wiederholende Abendroutine sehr unterstützend.

In diesem Alter befinden sich Kinder in einer Phase intensiver kognitiver und emotionaler Entwicklung. Ein strukturierter Abend, der zum Beispiel feste Zeiten für das Baden, eine Gute-Nacht-Geschichte und Kuscheln umfasst, hilft dem Kind, das Erlebte des Tages zu verarbeiten und sich auf den Schlaf vorzubereiten. Die Verarbeitung des Alltags kannst du unterstützen, indem du mit deinem Kind gemeinsam den Tag reflektierst (siehe S. 84).

Ein Energieschub kurz vor dem Einschlafen

Es ist nicht ungewöhnlich, dass Kinder kurz vor dem Schlafengehen plötzlich einen Energieschub bekommen. Es gibt mehrere Gründe, warum dies passiert und wie du als Mutter oder Vater am besten damit umgehen solltest.
Ich empfehle, dass du darauf achtest, den Tagesablauf so zu gestalten, dass es genug Gelegenheiten für Bewegung gibt, aber auch rechtzeitig vor dem Schlafengehen zur Ruhe gefunden wird. Ein „Runterkommen“ vor dem Schlafengehen ist entscheidend. So sind zum Beispiel „Kitzelspiele” oder wilde Rumtobe-Aktivitäten, die die Energie hoch bringen zu vermeiden. **Zu spätes aktives Spielen oder Fernsehen kann es Kindern erschweren, sich auf den Schlaf vorzubereiten, und die Wahrscheinlichkeit eines Energieschubs erhöhen.** Es braucht deutlich mehr Zeit, um nach aktiven Spielen, wieder in einen entspannten, schläfrigen Zustand zu kommen.

Wenn dein Kind kurz vor dem Schlafengehen noch einen Energieschub erlebt, ist es wichtig, sanfte Übergänge zwischen der aktiven Phase und dem Einschlafprozess zu schaffen. **Anstatt das Kind sofort ins Bett zu legen, sollte es eine klare, aber entspannende Übergangsphase geben.** Aktivitäten wie ruhiges Spielen, Malen oder ein warmes, entspannendes Bad können helfen, das Kind allmählich auf den Schlaf vorzubereiten. Solche Rituale signalisieren dem Körper, dass es Zeit ist, zur Ruhe zu kommen, und helfen dabei, die Schlafbereitschaft zu fördern. Gleichzeitig solltest du als Mutter oder Vater darauf achten, keinen unnötigen Druck auf dein Kind auszuüben, wenn es abends noch aktiv ist. Druck, sofort ruhig zu werden, kann oft das Gegenteil bewirken und das Kind nur noch mehr aufwühlen. Stattdessen ist es wichtig, geduldig zu bleiben und dem Kind die Zeit zu geben, die es braucht, um von alleine müde zu werden. Ein ruhiger, gelassener Umgang mit dieser Energie hilft dem Kind, den Übergang zum Schlaf entspannt anzugehen.

Falls es regelmäßig zu diesen Energieschüben kommt, kann es sinnvoll sein, körperliche Aktivität in die Abendroutine zu integrieren. **Ein leichter Spaziergang oder sanfte Bewegungen wie Yoga können dabei helfen, überschüssige Energie abzubauen, ohne das Kind zu sehr zu aktivieren.** So findet es besser in den Ruhezustand. Das Wichtigste ist, eine stressfreie und entspannte Abendroutine zu etablieren.

WARUM TRITT EIN ENERGIESCHUB AUF?

- **Überreizung:** Ein häufiger Grund für diesen plötzlichen Energieschub ist eine Überreizung des Nervensystems. Wenn Kinder tagsüber viele Eindrücke sammeln oder in stressigen oder aufregenden Situationen waren, fällt es ihrem Körper schwer, sofort in den Entspannungsmodus zu wechseln. Anstatt ruhig zu werden, reagieren sie oft mit Aktivität, da ihr Nervensystem noch zu aufgewühlt ist.
- **Schlafhormonproduktion:** Ein weiterer Grund kann der natürliche Rhythmus der Schlafhormone sein. Vor der Schlafenszeit sinkt der Cortisolspiegel, während der Melatoninspiegel steigt. Doch manchmal ist der Körper des Kindes noch auf Aktivität eingestellt und produziert weiter Cortisol,

was zu einem kleinen Energieschub führt, bevor der Melatoninspiegel die Oberhand gewinnt.

- **Verarbeitungsphase des Tages:** Kinder verarbeiten in dieser Phase häufig die Erlebnisse des Tages. Diese kognitive und emotionale Verarbeitung kann in Form von hyperaktiver Energie erscheinen, da sie versuchen, sich mental zu „entladen", bevor sie zur Ruhe kommen können.
- **Dein Kind ist noch nicht müde:** Der Schlafbedarf von Kindern variiert von Kind zu Kind und kann auch von Tag zu Tag etwas variieren. Es kann auch sein, dass dein Kind einfach noch nicht müde ist und noch etwas ausgepowert werden möchte.
- **Keine Lust zu schlafen:** Kinder haben in diesem Alter einen enormen Drang zu lernen und zu erleben. Das Leben ist ein Abenteuer und jeder Moment ist sehr aufregend. Da wirkt das Schlafen häufig wie eine erzwungene Unterbrechung des abenteuerlichen Lebens und dein Kind möchte einfach lieber wach sein, als zu schlafen.
- **Energietyp:** So wie die Körper und Charaktereigenschaften aller Menschen unterschiedlich sind, so sind auch die Energiekörper aller Menschen unterschiedlich. So gibt es Kinder, die einfach regelmäßig abends noch mal einen Energieschub bekommen.
- **Zuckerkonsum:** Der Konsum von Zucker wirkt auf das Gehirn aktivierend und sollte speziell am Abend vermieden werden.

Medienkonsum am Abend

Bildschirmzeit vor dem Schlafengehen kann erhebliche Auswirkungen auf das Schlafverhalten von Kindern haben. Besonders der Konsum von Tablets, Smartphones oder Fernsehern kurz vor dem Zubettgehen stört den natürlichen Schlaf-Wach-Rhythmus. Das blaue Licht, das von diesen Geräten ausgestrahlt wird, hemmt die Produktion des Schlafhormons Melatonin, das für das Einleiten des Schlafs und die Schlafqualität entscheidend ist. Wenn der Körper weniger Melatonin produziert, fällt es dem Kind schwerer, müde zu werden und in den Schlaf zu finden. Kinder können dadurch länger wach bleiben und Schwierigkeiten haben, in einen tiefen, erholsamen Schlaf zu kommen.

Darüber hinaus regt der Medienkonsum das Gehirn an und verhindert, dass es in einen entspannten Zustand übergeht, der für das Einschlafen notwendig ist. Besonders schnelle Bildfolgen oder spannende Inhalte, die häufig in Kinderserien oder Videospielen vorkommen, erhöhen die

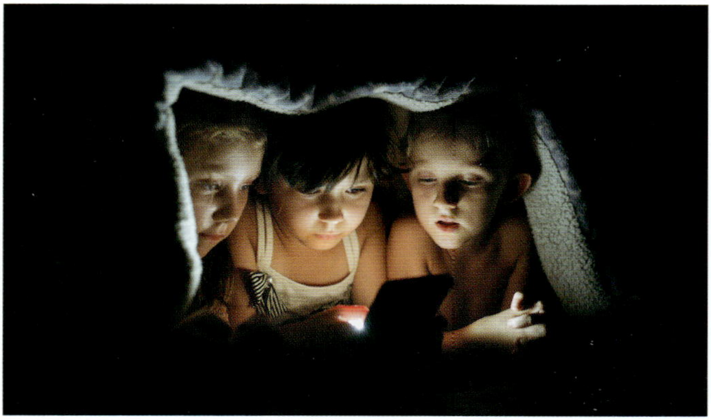

Aktivität im Gehirn und können dazu führen, dass Kinder auch nach dem Ausschalten des Geräts gedanklich noch bei den gesehenen Inhalten sind. Dies kann sich darin äußern, dass dein Kind unruhig wird und es länger dauert, bis es wirklich zur Ruhe findet.

Was weiterhin sehr unterschätzt wird, ist die Strahlung, der dein Kind ausgesetzt ist, wenn es über einen längeren Zeitraum vor einem Gerät sitzt, welches dauerhaft Signale ausstrahlt (siehe auch S. 109). Kinder sind besonders empfindlich gegenüber elektromagnetischer Strahlung, da ihr Gehirn und Körper noch im Wachstum sind. Studien haben gezeigt, dass die Absorption von Strahlung in das Gehirn bei Kindern höher sein kann als bei Erwachsenen, da ihre Schädel dünner sind und das Nervensystem sich noch entwickelt. Strahlung kann außerdem, ähnlich wie das blaue Licht, den natürlichen Schlaf-Wach-Rhythmus beeinflussen. Es gibt Hinweise darauf, dass Menschen, die über längere Zeit Handys oder Tablets in der Nähe ihres Kopfes haben, unter Schlafstörungen leiden können.

Ich empfehle daher, mindestens zwei Stunden vor dem Schlafengehen auf Bildschirmzeit zu verzichten. Stattdessen sollten beruhigende und entspannende Aktivitäten wie Vorlesen, Malen oder ruhiges Spielen Teil der Abendroutine sein. Diese Aktivitäten helfen nicht nur dabei, den Tag in Ruhe ausklingen zu lassen, sondern fördern auch die Bindung zwischen Eltern und Kind und bereiten den Körper optimal auf den Schlaf vor.

Die Angst vor den Monstern unterm Bett

Die Angst vor der Dunkelheit und vor „Monstern“ unter dem Bett ist bei Kindern eine häufige Phase in der frühen Kindheit, insbesondere im Alter von etwa 2 bis 6 Jahren. Diese Ängste haben oft eine entwicklungsbedingte Grundlage und spiegeln das zunehmende Bewusstsein des Kindes für seine Umwelt sowie seine wachsende Vorstellungskraft wider. In dieser Phase beginnen Kinder, zwischen Fantasie und Realität zu unterscheiden, aber ihre Vorstellungskraft kann dazu führen, dass sie sich vor Dingen fürchten, die sie sich ausmalen, aber nicht vollständig verstehen.

Die Dunkelheit spielt dabei eine große Rolle, weil sie Unsicherheiten verstärkt. In der Dunkelheit können Kinder ihre Umgebung nicht so klar wahrnehmen. Diese Angst ist ein natürlicher Bestandteil der kindlichen Entwicklung.

Darüber hinaus sind Kinder speziell in den ersten Lebensjahren noch sehr stark mit der geistigen Welt verbunden und es gibt einige Kinder, die die Anwesenheit spiritueller Wesen wahrnehmen können. Diese sind nicht gefährlich, denn tatsächlich sind wir die meiste Zeit alle von geistigen Wesen umgeben: Unsere Schutzengel, unsere Geistführer oder auch spirituelle Krafttiere sind lebenslange Begleiter für jeden Menschen. Doch in Verbindung mit der Dunkelheit kann dieses Gefühl bei Kindern Angst erzeugen.

Wenn dein Kind Angst vor der Dunkelheit oder vor Monstern unter dem Bett hat, ist es wichtig, diese Ängste ernst zu nehmen, ohne sie zu verstärken. Kinder durchleben oft Phasen, in denen sie mit ihrer Fantasie spielen und dabei auch Ängste entwickeln, die auf ihrer Vorstellungskraft beruhen. Anstatt diese Ängste zu belächeln oder zu ignorieren, sollten Eltern ruhig und mitfühlend reagieren.

Höre deinem Kind zu, stelle ihm Fragen darüber, was es genau wahrnimmt und wovor es genau Angst hat. So gibst du deinem Kind das Gefühl, es ernst zu nehmen und dein Kind wird Vertrauen entwickeln, sich dir gegenüber immer zu öffnen. Um eine sichere Umgebung zu schaffen, kann es helfen, ein kleines Nachtlicht zu verwenden, das den Raum sanft beleuchtet, ohne den natürlichen Schlafrhythmus zu stören. Eine kuschelige, vertraute Umgebung gibt deinem Kind Geborgenheit und signalisiert, dass es in Sicherheit ist. Gleichzeitig ist es sinnvoll, die Fantasie des Kindes positiv zu nutzen: Du kannst gemeinsam mit deinem Kind kreative Methoden entwickeln, um mit der Angst umzugehen, wie zum Beispiel gemeinsam ein „Anti-Monster-Spray" zu basteln oder eine beruhigende Geschichte zu erzählen, in der die Monster freundliche Wesen sind.

Du solltest außerdem vermitteln, dass du immer in der Nähe bist und dein Kind beschützt. Es ist wichtig, dem Kind zu zeigen, dass es Kontrolle über seine Ängste hat, indem man ihm hilft, diese zu benennen und darüber zu sprechen. So kann das Kind nach und nach lernen, seine Ängste selbst zu bewältigen und sich sicherer zu fühlen.

Entspannte Abendroutinen planen

Als Elternteil hast du den größten Einfluss auf die Abendroutine deiner Kinder. Mit unserer eigenen Energie kreieren wir die Energie im Raum: Bist du noch sehr aktiv oder gestresst, wird es deinem Kind schwerer fallen, sich zu beruhigen. Eine achtsame Abendroutine hilft also nicht nur deinem Kind, sein Nervensystem zu beruhigen, sondern auch dir.

Für dich beginnt eine gelungene Abendroutine damit, dir bewusst Zeit zu nehmen, um zur Ruhe zu kommen. Bevor das Einschlafritual mit deinem Kind beginnt, kann es hilfreich sein, eine kurze Meditation oder Atemübung zu machen, um die Energie des Tages hinter dir zu lassen und in den Moment einzutauchen. Das langsame, tiefe Atmen beruhigt das Ner-

DIY „ANTI-MONSTER-SPRAY" –

Wenn dein Kind abends Angst vor Monstern, Schatten oder der Dunkelheit hat, kann ein selbstgemachtes „Anti-Monster-Spray" wahre Wunder wirken. Es hilft deinem Kind nicht nur, sich sicherer zu fühlen, sondern stärkt auch das Vertrauen in die eigene Vorstellungskraft und Selbstwirksamkeit.

Das brauchst du dafür:

- Eine kleine Sprühflasche (z. B. 50–100 ml)
- Gefiltertes oder energetisiertes Wasser
- 1–2 Tr. Lavendelöl (beruhigend,schlaffördernd)
- Optional: 1 Tr. ätherisches Palo Santo- oder Weihrauchöl (energetisch reinigend)
- Schöne Sticker und Stifte zum Verzieren.

So funktioniert's:

1. Gib gemeinsam mit deinem Kind das Wasser in die Sprühflasche.
2. Tropfe nun das Lavendelöl (und ggf. ein weiteres Öl) hinein.
3. Verschließe die Flasche gut und schüttle sie.
4. Gestaltet die Außenseite der Flasche liebevoll mit dem Namen des Sprays („Mut-Spray", „Traumzauber-Spray", „Monsterfrei-Zauber") oder einem Zauberspruch.

Vor dem Einschlafen kann dein Kind das Spray gemeinsam mit dir unter das Bett, in die Ecken des Zimmers oder in die Luft sprühen – mit der klaren Intention: „Alle Monster und Schatten dürfen jetzt gehen – nur schöne Träume dürfen bleiben.

vensystem, aktiviert den parasympathischen Teil des Gehirns und signalisiert dem Körper, dass es nun Zeit ist, zu entspannen.

Wichtig ist, dass du dir genug Zeit für die Abendroutine nimmst. Diese kann je nach Bedürfnissen der Familie etwa 1–2 Stunden lang sein. So entsteht kein Zeitdruck und auch die Körperhygiene, die am Abend ansteht, kann ausgiebig genossen werden. In dieser Zeit könnt ihr gemeinsam ruhigen Aktivitäten nachgehen, die euch entspannen. Ein warmes Bad, sanftes Vorlesen oder ruhige Musik helfen deinem Kind, sich vom aktiven Tagesgeschehen zu lösen. **Rituale wie das Zähneputzen oder das Anziehen des Schlafanzugs können durch sanfte Berührungen und achtsame Momente ergänzt werden, um die Bindung zwischen dir und deinem Kind zu stärken.** Die Umgebung sollte ruhig und gedämpft sein, ohne laute Geräusche oder helles Licht. Das Vermeiden von Bildschirmen mindestens zwei Stunden vor dem Schlafengehen fördert die natürliche Ausschüttung von Melatonin, das Schlafhormon, und unterstützt das Kind dabei, müde zu werden. Eine verlässliche, ruhige Atmosphäre, in der Eltern und Kinder gleichermaßen zur Ruhe kommen, schafft die ideale Grundlage für einen erholsamen Schlaf.

RITUALE UND IMPULSE FÜR ENTSPANNTE NÄCHTE

1. Nimm dir einen Moment Zeit, um dein Tagesgeschehen loszulassen und dich auf eine entspannte Abendroutine mit deinem Kind einzustimmen. Atme einige Male bewusst ein und aus, entspanne deinen Körper. Setze dir die Intention, alles was dich noch beschäftigt, nun loszulassen. Mache dir bewusst, dass die kommenden Einschlafrituale eine besondere Zeit für dich und dein Kind darstellen, die eure Verbindung stärkt und auch eine kleine Auszeit vom schnelllebigen Alltag für dich ist. Je ruhiger und präsenter du bist, desto entspannter wird die Zeit vor dem Einschlafen mit deinem Kind sein!
2. Gestalte eine ruhige und entspannte Umgebung. Dimme das Licht und schalte ruhige, entspannte Musik ein.
3. Erkläre deinem Kind, dass nun eure schöne Abendroutine beginnt, auf die du dich freust. Beschreibe deinem Kind kurz, was nun passieren wird. So kann sich dein Kind auf die nächsten Schritte einstellen, was ihm Sicherheit gibt.
4. Gehe gemeinsam mit deinem Kind einer ruhigen Aktivität nach. Ihr könntet gemeinsam etwas malen, ein Puzzle zusammenbauen oder euch ein Bilderbuch gemeinsam anschauen. Dabei könnt ihr euch über den Tag unterhalten, gemeinsam besprechen, was besonders schön war. Achte darauf, dass du deinem Kind aktiv zuhörst und präsent bist.
5. Plane genug Zeit für eine entspannte abendliche Hygiene ein. Kinder sind keine großen Fans von Zähneputzen & Co. Überlege dir also, wie du die Körperpflege spielerisch gestalten kannst. Ihr könntet beispielsweise ein bestimmtes Lied hören beim Zähneputzen, Baden, Duschen, Umziehen etc. Sei präsent, entspannt und ganz bei deinem Kind – dies

ist die Voraussetzung für die Kooperationsbereitschaft deines Kindes. Denk auch immer daran: Druck erzeugt Gegendruck. Wenn dein Kind an einem Tag mal keine Kapazität mehr hat, um zu kooperieren, lass die Hygiene lieber ausfallen, anstatt Druck aufzubauen und somit eine stressvolle Energie zu kreieren. Meine Tochter hat mal eine ganze Woche lang keine Zähne geputzt, weil sie einfach nicht wollte und alles ist gut mit ihren Zähnen.

6. Ein schönes Abendritual für Kinder ab 2 Jahren ist die Dankbarkeit. Dankbarkeit fördert die Achtsamkeit, lädt zum Reflektieren ein und trainiert das Gehirn nachhaltig auf positives Denken. Hierfür kannst du zum Beispiel 3–5 Dinge aufzählen, für die du an diesem Tag oder in deinem Leben allgemein dankbar bist. Danach kannst du dein Kind einladen, dasselbe zu tun, indem du es fragst, wofür es heute besonders dankbar ist.
7. Auch im Alter von 2–4 Jahren brauchen die meisten Kinder eine Bezugsperson an ihrer Seite, die sie in den Schlaf begleitet. Das gibt Kindern ein Gefühl von Sicherheit, was das Nervensystem beruhigt. Während der Einschlafbegleitung kannst du deinem Kind eine schöne Geschichte vorlesen oder erzählen. Ihr könnt euch auch gemeinsam eine geführte Einschlafmeditation für Kinder anhören. Bitte achte darauf, dass dein Handy dabei auf Flugmodus gestellt ist und nicht in unmittelbarer Nähe des Kopfes platziert wird. Eine von mir geführte Einschlafmeditation für Kinder im Alter von 2-4 Jahren findest du über den QR-Code auf Seite 123.

Einschlafrituale für Kleinkinder

IM ALTER VON
4 BIS 6 JAHREN

Im Alter von 4 bis 6 Jahren befinden sich Kinder in einer Übergangsphase. Sie haben noch ein starkes Bedürfnis nach Stabilität und Sicherheit, aber sie entwickeln auch zunehmend die Fähigkeit, sich zu entspannen und die Kontrolle über ihre Emotionen zu übernehmen. Du kannst deinem Kind in diesem Alter nun immer mehr Flexibilität und Selbstbestimmung geben. Dennoch ist es weiterhin sinnvoll, eine sich wiederholende Struktur einer Routine beizubehalten. Während sich Kinder im Alter von 2–4 Jahren noch am Höhepunkt ihrer Autonomiephase befinden und sich ihr Solarplexus-Chakra entwickelt, beginnen Kinder im Alter von 5–6 Jahren immer mehr für zwischenmenschliche Beziehungen zu interessieren. In diesem Abschnitt öffnet sich ihr Herz-Chakra immer mehr. Dein Kind interessiert sich nun wahrscheinlich immer mehr für euren Familienstammbaum, bildet tiefere Freundschaften und spielt nun lieber mit anderen Kindern, als mit sich selbst oder mit dir als Elternteil.

Dein Kind beginnt nun außerdem, ein stärkeres Verständnis für Zeit und den Ablauf von Ereignissen zu entwickeln. Es kann die Routine besser vorhersagen und wissen, was als Nächstes kommt. Dies hilft ihm, sich sicherer zu fühlen und mit mehr Vertrauen in den Schlaf überzugehen. Viele Kinder beginnen in diesem Alter den Wunsch nach einem eigenen Bett / Schlafraum zu äußern. Auch wenn das Interesse und das Bedürfnis nach Selbständigkeit wächst, so brauchen viele Kinder noch etwas Zeit, bis sie tatsächlich aus dem Familienbett ausziehen. Je nach Charakter deines Kindes, braucht dein Kind dich vielleicht nicht mehr an seiner Seite, bis es eingeschlafen ist. Manchen Kindern reicht dann ein Gute-Nacht-Kuss und eine Umarmung, sodass sie dann beispielsweise mit einer Einschlafmeditation selbstständig einschlafen, ohne Anwesenheit der Eltern. Wichtig ist vor allen

Dingen, auch hier wieder keinen Druck aufzubauen: Jedes Kind ist anders, jedes Kind entwickelt sich in seinem eigenen Tempo. Ihr solltet gemeinsam entscheiden, wie lange ihr gemeinsam im Familienbett schlafen wollt und wann dein Kind in sein eigenes Bett auszieht. Es spricht überhaupt nichts dagegen, weiterhin in einem Familienbett zu schlafen. Auch wenn du, vor allem von älteren Generationen eventuell Kritik dafür erntest und Sätze wie „Das ist ungesund", „In dem Alter MUSS dein Kind alleine schlafen" etc. hörst, vertraue auf deine Intuition! Wenn du und dein Kind euch beim gemeinsamen Schlafen und Einschlafen wohl fühlt, stärkt das eure Bindung und bringt nur Vorteile, keine Nachteile! Außerdem unterstützt das gemeinsame Schlafen auch in diesem Alter die Gehirnentwicklung!

Positive Affirmationen: Die Kraft der Worte für das Herz

Im Alter von 4 bis 6 Jahren entwickelt sich das Herz-Chakra deines Kindes immer mehr. Es beginnt somit, die Welt auf emotionaler Ebene zu begreifen, Beziehungen intensiver wahrzunehmen und sich selbst in seinem sozialen Umfeld einzuordnen. Genau in dieser Phase können positive Affirmationen eine kraftvolle Unterstützung sein. Affirmationen sind positive Aussagen, die man wiederholt, um negative Denkmuster zu verändern.

Aber warum helfen sie in der Eltern-Kind-Beziehung? Weil sie nicht nur die emotionale Verbindung zwischen dir und deinem Kind stärken, sondern auch langfristig das Selbstbewusstsein und die Resilienz deines Kindes fördern.

Positive Affirmationen sind mehr als nur Worte – sie sind wie kleine Samen, die in der fruchtbaren Erde des kindlichen

Unterbewusstseins wachsen. Kinder in diesem Alter befinden sich in einem Zustand erhöhter neuroplastischer Offenheit, was bedeutet, dass ihre Gehirne besonders formbar und empfänglich für neue Muster und Überzeugungen sind. Alles, was sie regelmäßig hören, wiederholen und fühlen, formt ihre inneren Glaubenssätze. Das kindliche Gehirn unterscheidet nicht zwischen Realität und Vorstellungskraft. Wenn ein Kind hört oder sagt: „Ich bin stark und geliebt", beginnt es, diese Aussage als Realität wahrzunehmen. Diese positiven Glaubenssätze werden im Gehirn verankert und prägen, wie das Kind über sich selbst denkt, wie es auf Herausforderungen reagiert und wie es Beziehungen gestaltet.

Es gibt dabei auch viele psychologische und neurobiologische Aspekte, die das regelmäßige Aufsagen von positiven Affirmationen unterstützen. Die Wiederholung von positiven Affirmationen aktiviert das limbische System im Gehirn, insbesondere die Amygdala und den Hippocampus, die für emotionale Verarbeitung und Gedächtnisbildung verantwortlich sind. Affirmationen schaffen neuronale Verbindungen, die das Gehirn mit positiven Gefühlen und Selbstbildern verknüpfen. Gleichzeitig wird durch regelmäßige Praxis das Belohnungssystem aktiviert – das Gehirn schüttet Dopamin aus, was das Wohlbefinden steigert und die Motivation fördert. Psychologisch gesehen stärken Affirmationen das Selbstwertgefühl und das Gefühl der Selbstwirksamkeit. Sie helfen deinem Kind, Vertrauen in seine Fähigkeiten zu entwickeln und Herausforderungen mit einem positiven Mindset zu begegnen. Gerade in einer Phase, in der Kinder beginnen, mehr soziale Vergleiche zu ziehen, können positive Affirmationen sie darin unterstützen, ihre Einzigartigkeit zu erkennen und sich weniger von äußeren Meinungen beeinflussen zu lassen.

HERZÖFFNENDE AFFIRMATIONEN

„Ich bin sicher und geborgen!"
„Ich bin Licht und Liebe!"
„Ich werde geliebt!"
„Ich kann mich jederzeit entspannen!"
„Ich bin genug!"
„Meine Gefühle sind wichtig!"

Der Abend ist eine gute Zeit für Affirmationen, da die Gehirnaktivität deines Kindes in einen entspannteren Zustand übergeht – in die sogenannten Theta-Wellen (siehe S. 12). Dieser Zustand ist besonders empfänglich für neue Informationen und Suggestionen, da er den Zugang zum Unterbewusstsein öffnet. Positive Affirmationen vor dem Schlafengehen wirken wie ein Anker, der deinem Kind das Gefühl gibt, sicher, wertvoll und geliebt zu sein. Gleichzeitig bieten sie eine wunderbare Möglichkeit, den Tag bewusst abzuschließen. Sie helfen deinem Kind, positive Erlebnisse zu verinnerlichen und eventuelle Unsicherheiten oder Ängste loszulassen. Dein Kind schläft mit einem Gefühl der Geborgenheit ein, was die emotionale Verarbeitung im Schlaf fördert.

Wenn du mit deinem Kind gemeinsam Affirmationen sprichst, wird dieses Ritual zu einer tief verbindenden Erfahrung. Deine liebevolle Stimme und Präsenz verstärken die Wirkung der Worte. Besonders kraftvoll ist es, wenn Affirmationen in einem spielerischen und entspannten Kontext eingebunden werden – beispielsweise mit Affirmationskarten, die ich speziell für Kinder entwickelt habe (siehe Klappen und QR-Code auf S.123). Diese Karten sind so gestaltet, dass sie nicht nur ansprechende Worte enthalten, sondern auch durch Bilder die Fantasie deines Kindes anregen. Kinder lieben Rituale und Affirmationen können ein wundervoller Bestandteil eures gemeinsamen Abendrituals sein, der den Schlaf fördert und seine langfristige emotionale Entwicklung unterstützt.

Dankbarkeit als kraftvolles Abendritual

Dankbarkeit ist mehr als nur ein flüchtiges Gefühl – sie ist ein mentaler und emotionaler Zustand, der das Wohlbefinden stärkt und langfristig das Gehirn positiv beeinflusst. Es hilft Kindern, positive Denkmuster zu entwickeln und ein emotionales Fundament für ein glückliches Leben zu legen. Ein Dankbarkeitsritual verschiebt den Fokus des Gehirns weg von negativen Erfahrungen hin zu positiven Wahrnehmungen. Dies liegt daran, dass die Neuroplastizität es ermöglicht, dass häufig genutzte neuronale Bahnen gestärkt werden. Eine Studie von Froh und Kollegen (2014) zeigte, dass Kinder, die regelmäßig Dankbarkeit praktizieren, weniger unter Stress und depressiven Symptomen leiden und insgesamt glücklicher sind. Die Untersuchung fand außerdem heraus, dass diese Kinder optimistischer waren und eine höhere Lebenszufriedenheit zeigten.

Dankbarkeit hat eine tiefgreifende Wirkung auf unsere Psyche, die besonders bei Kindern im Alter von 4 bis 6 Jahren eine entscheidende Rolle spielt. Sie stärkt die Resilienz und hilft Kindern, auch in schwierigen Momenten einen positiven Blick auf die Welt zu bewahren. Indem Kinder regelmäßig reflektieren, wofür sie dankbar sind, entwickeln sie die

Fähigkeit, Herausforderungen optimistisch und lösungsorientiert zu begegnen. Gleichzeitig steigert Dankbarkeit das allgemeine Wohlbefinden. Studien zeigen, dass der Körper beim Praktizieren von Dankbarkeit Glückshormone wie Dopamin und Serotonin ausschüttet. Diese chemischen Botenstoffe wirken beruhigend auf das Nervensystem, fördern ein Gefühl von Glück, Sicherheit und Entspannung und schaffen ideale Voraussetzungen für einen erholsamen Schlaf.

Dankbarkeit beeinflusst auch das soziale Verhalten. Kinder, die sich regelmäßig in Dankbarkeit üben, entwickeln ein größeres Bewusstsein für ihre Mitmenschen. Sie lernen, Empathie zu empfinden, andere zu schätzen und die Verbindungen zu Freunden und Familie zu vertiefen. Diese emotionale Stärke unterstützt sie nicht nur im Umgang mit anderen, sondern hilft ihnen auch, ihr eigenes Selbstbewusstsein zu stärken. Es fördert das Gefühl der Selbstwirksamkeit, denn durch die bewusste Reflexion erkennen Kinder, dass sie selbst in der Lage sind, Gutes in ihrem Leben zu erleben und zu gestalten. Besonders in einer Zeit, in der Kinder beginnen, sich stärker mit anderen zu vergleichen, ist diese innere Stärke von unschätzbarem Wert.

Die Wirkung von Dankbarkeit geht aber noch tiefer: Sie verankert sich im Gehirn und prägt langfristig die Art und Weise, wie Kinder die Welt wahrnehmen. Das Gehirn ist in diesem Alter besonders formbar und empfänglich für neue Muster. Durch die regelmäßige Praxis werden neuronale Verbindungen gestärkt, die das Gehirn auf Positivität und Dankbarkeit programmieren. So wird Dankbarkeit zu einem festen Bestandteil der Denkweise deines Kindes – eine Fähigkeit, die ihm ein Leben lang dabei helfen wird, Herausforderungen mit Zuversicht zu begegnen und die schönen Seiten des Lebens bewusst wahrzunehmen.

Im Alter von 4–6 Jahren wird das Verständnis deines Kindes für komplexe Zusammenhänge größer. Es kann nun nicht nur nennen, wofür es dankbar ist, sondern auch zunehmend beschreiben, warum. Dieses „Warum“ öffnet die Tür für tiefere Reflexionen über eigene Erfahrungen und das Selbst.

Auf spiritueller Ebene gibt es wohl kaum ein wirkungsvolleres Tool als die Dankbarkeit, um etwas in unser Leben zu manifestieren. Es gibt das universelle Gesetz der Anziehung, das besagt, dass wir das in unserem Leben anziehen und in Wirklichkeit wandeln, worauf wir unseren Fokus richten. Denken wir stets daran, woran es uns mangelt im Leben, so kreieren wir unbewusst nur noch mehr Mangel. Indem wir unseren Fokus auf die Fülle in unserem Leben richten, ziehen wir noch mehr Fülle in unser Leben. Das wofür wir dankbar sind, das wächst und gedeiht.

Abendrituale mit Dankbarkeit helfen deinem Kind außerdem, den Tag positiv abzuschließen und mit einem Gefühl der Sicherheit und Zufriedenheit einzuschlafen. Das limbische System beruhigt sich, und die Theta-Wellen, die im entspannten Zustand vor dem Einschlafen dominieren, unterstützen die Verankerung positiver Gedanken im Unterbewusstsein deines Kindes. So startet es den nächsten Tag mit einer gestärkten Basis aus Dankbarkeit, Freude und Liebe.

Dankbarkeit ist wie eine kleine Lampe, die selbst in dunklen Momenten Licht schenkt. Indem ihr gemeinsam diese Lampe jeden Abend entzündet, lehrst du dein Kind nicht nur, das Positive zu sehen, sondern gibst ihm ein Geschenk mit auf den Weg, das ein Leben lang Bestand haben wird.

DANKBARKEITSÜBUNGEN GESTALTEN

1. **Fokussiert euch auf den Tag:** Lade dein Kind ein, 3 Dinge zu benennen, die an diesem Tag schön waren. Stelle dabei offene Fragen wie: „Was hat dich heute besonders glücklich gemacht?" / „Was war heute das Schönste, das du erlebt hast?" / „Gab es heute jemanden, der dir geholfen hat oder den du helfen konntest?"
2. **Teile deine Dankbarkeit:** Kinder lernen durch Vorbilder. Wenn du ebenfalls von deinen Momenten der Dankbarkeit erzählst, zeigst du deinem Kind, dass Dankbarkeit etwas Natürliches und Wertvolles ist.
3. **Verknüpfe Dankbarkeit mit Emotionen:** Hilf deinem Kind, die Gefühle hinter der Dankbarkeit zu erkennen. Zum Beispiel: „Wie fühlst du dich, wenn du an das denkst, wofür du dankbar bist?"
4. **Nutze visuelle Hilfsmittel:** Kinder lieben kreative Ansätze. Ihr könnt z. B. meine Affirmationskarten für Kinder nutzen. Oder ihr malt gemeinsam Bilder, die eure Dankbarkeit symbolisieren.
5. **Mach es spielerisch:** Für Kinder in diesem Alter kann Dankbarkeit auch Teil einer Geschichte oder eines Rollenspiels sein. Zum Beispiel: „Was glaubst du, wofür der kleine Hase in seinem Bau heute dankbar ist?"

Gemeinsam den Tag reflektieren

Die gemeinsame Reflexion des Tages ist eine kraftvolle Achtsamkeitsübung, die Kindern im Alter von 4 bis 6 Jahren dabei hilft, die Ereignisse des Tages bewusst zu verarbeiten. In diesem Alter beginnt das kindliche Gehirn, komplexere Zusammenhänge zu verstehen und Erfahrungen tiefer einzuordnen. Genau hier setzt die Tagesreflexion an, um das emotionale und kognitive Wachstum deines Kindes zu fördern. Diese Übung fördert die Integration von Erfahrungen im Gehirn. Durch das bewusste Reflektieren werden Erlebnisse vom limbischen System (emotionaler Bereich) in den präfrontalen Kortex (kognitive Verarbeitung) übertragen. Dies hilft deinem Kind, emotionale Ereignisse besser zu verarbeiten und mit logischem Denken zu verbinden. Gleichzeitig stärkt die Übung die Selbstregulation, da Kinder lernen, ihre Gefühle zu benennen und besser zu verstehen.

Die Tagesreflexion ist nicht nur eine Achtsamkeitsübung, sondern aktives Dasein für dein Kind. Sie vermittelt ihm das Gefühl, gesehen und gehört zu werden, und gibt ihm die Werkzeuge, sich selbst und seine Welt mit Achtsamkeit und Mitgefühl zu betrachten. Dabei wird die Beziehung und das Vertrauen zu deinem Kind gestärkt.

Die Reflexion des Tages bietet dir und deinem Kind eine wunderbare Möglichkeit, gemeinsam die Erlebnisse des Tages bewusst zu verarbeiten. Im Laufe eines Tages sammelt dein Kind viele Eindrücke und Gefühle, die nicht immer sofort eingeordnet werden können. Wenn ihr den Tag zusammen reflektiert, hilfst du deinem Kind, diese Erlebnisse zu erkennen, zu benennen und besser zu verstehen. So förderst du seine emotionale Intelligenz und hilfst ihm, seine Gefühle bewusst wahrzunehmen. Gleichzeitig bringt die Reflexion dein Kind in den Moment zurück und lenkt die Aufmerksamkeit auf die kleinen, besonderen Details des Tages, die sonst vielleicht übersehen würden.

Darüber hinaus unterstützt die Reflexion deines Kindes Resilienz. Wenn es über Herausforderungen spricht und feststellt, wie es mit schwierigen Situationen umgegangen ist, entwickelt es ein stärkeres Gefühl von Selbstwirksamkeit und innerer Stärke. Indem ihr euch gemeinsam auf die positiven Momente des Tages konzentriert, förderst du außerdem eine optimistische Grundhaltung. Dein Kind lernt, den Fokus auf das Schöne und Wertvolle zu legen, was ihm hilft, ein emotionales Gleichgewicht zu finden und die positiven Erlebnisse des Tages stärker im Gedächtnis zu behalten als die herausfordernden.

DIE TAGESREFLEXION

Diese Übung kann leicht in das Abendritual eingebunden werden. Sie dauert nur wenige Minuten und lässt sich an die Bedürfnisse deines Kindes anpassen. Du kannst mit Fragen beginnen wie: „Was hat dir heute besonders gut gefallen?", „Gab es etwas, das dich heute überrascht oder besonders glücklich gemacht hat?". „War etwas heute schwierig, und wie hast du es geschafft?"
Beachte bitte: Die Antworten deines Kindes sollten nicht bewertet, sondern wertschätzend aufgenommen werden. Dein Ziel ist es, Raum für Gedanken und Gefühle zu schaffen, ohne zu korrigieren oder zu lenken.

RITUALE UND IMPULSE FÜR ENTSPANNTE NÄCHTE

1. Nimm dir einen Moment, um den Trubel des Tages hinter dir zu lassen und dich bewusst auf eine ruhige Abendzeit mit deinem Kind einzustimmen. Atme tief ein und aus, lasse deinen Körper zur Ruhe kommen und entspanne dich. Erlaube dir, alles, was dich noch gedanklich beschäftigt, beiseitezulegen. Mache dir bewusst, dass die bevorstehenden Abendrituale nicht nur deinem Kind guttun, sondern auch dir eine wertvolle Pause vom hektischen Alltag schenken. Diese gemeinsame Zeit ist eine Gelegenheit, eure Verbindung zu vertiefen und den Tag liebevoll ausklingen zu lassen. Je gelassener und präsenter du in diesem Moment bist, desto harmonischer und friedvoller wird der Übergang in den Schlaf für euch beide sein.
2. Schaffe eine entspannte Atmosphäre. Sorge für eine ruhige und einladende Umgebung, indem du das Licht dimmst und vielleicht sanfte Musik im Hintergrund laufen lässt. Du kannst auch kleine Rituale einführen, wie das Anzünden einer Kerze, um die Abendroutine einzuleiten.
3. Erkläre die Abläufe des Abends. Kinder in diesem Alter lieben Vorhersehbarkeit, da sie Sicherheit gibt. Erzähle deinem Kind, was ihr zusammen machen werdet, zum Beispiel: „Jetzt ist unsere Zeit, den Tag ausklingen zu lassen. Wir gehen jetzt gemeinsam Zähne putzen, dann malen wir noch ein Bild für Oma, ziehen danach unsere Pyjamas an und dann legen wir uns ins Bett, kuscheln und überlegen uns dann gemeinsam, wofür wir heute besonders dankbar sind.“ Dein Kind weiß so, was es erwartet, und kann sich besser darauf einlassen.

4. Beginnt mit einer ruhigen Aktivität. Setzt euch gemeinsam hin und widmet euch einer entspannten Aktivität, die euch beiden Freude macht. Ihr könnt ein Buch lesen, gemeinsam etwas malen oder ein kleines Puzzle lösen. Währenddessen kannst du die Gelegenheit nutzen, mit deinem Kind über den Tag zu sprechen. Du kannst deinem Kind Fragen stellen wie: „Gab es heute etwas, das dich richtig glücklich gemacht hat?" oder „War heute etwas schwierig für dich?" und "Wie hast du die Situation gemeistert?". Unterstütze dein Kind dabei, seine Gedanken und Gefühle in Worte zu fassen, und zeige Mitgefühl und Verständnis. Frag es, was ihm heute besonders gut gefallen hat, und höre aktiv zu. Dein aufrichtiges Interesse stärkt die emotionale Verbindung zwischen euch und gibt deinem Kind das Gefühl, gesehen und gehört zu werden.
5. Gestaltet die abendliche Hygiene spielerisch. Sorge dafür, dass Zähneputzen und Umziehen nicht zu stressigen Momenten werden. Vielleicht könnt ihr dabei ein Lied singen, eine kleine Geschichte erzählen oder mit lustigen Stimmen sprechen, während ihr das Badezimmer in eine „Zahnputz-Abenteuerhöhle" verwandelt. Kinder in diesem Alter lieben kreative Ansätze, die den Alltag spielerisch gestalten.
6. Schließt den Abend mit Affirmationen ab. Bevor dein Kind ins Bett geht, könnt ihr gemeinsam ein paar positive Affirmationen sprechen. Diese stärken das Selbstbewusstsein und geben deinem Kind ein Gefühl von Sicherheit und Geborgenheit. Ihr könntet gemeinsam sagen: „Ich bin stark und geliebt" oder „Ich bin sicher und darf heute ganz entspannt schlafen." Zur Unterstützung könnt ihr Affirmationskarten für Kinder nutzen, Kinder lieben diese Karten sehr. Du kannst dein Kind auch eine der Karten aussuchen lassen, die es besonders mag an diesem Tag und ihr legt euch je-

der eine Affirmationskarte über Nacht unter das Kissen, mit der Intention, dass sich die Wirkung der Affirmation über Nacht noch verstärkt.

7. Integriert die Dankbarkeit. Dies ist eine sehr schöne Aktivität für das gemeinsame Kuscheln im Bett, kurz vor dem Einschlafen. Beginne, indem du selbst 2–3 Dinge nennst, für die du an diesem Tag dankbar bist, und lade dein Kind ein, dasselbe zu tun. Formuliere deine Dankbarkeit so, dass dein Kind sie nachempfinden kann, z. B.: „Ich bin dankbar für das schöne Wetter heute und dafür, dass wir zusammen draußen spielen konnten.“ Dieses Ritual fördert nicht nur positive Denkmuster, sondern schafft auch ein Gefühl von Zufriedenheit und Geborgenheit.
8. Begleite dein Kind in den Schlaf. Auch Kinder im Alter von 4–6 Jahren schätzen es, wenn du während des Einschlafens bei ihnen bist. Du kannst eine beruhigende Geschichte erzählen oder gemeinsam eine Einschlafmeditation anhören. Achte darauf, dass das Handy im Flugmodus ist und nicht zu nah am Kopf deines Kindes liegt. Eine von mir geführte Einschlafmeditation für Kinder im Alter von 4-6 Jahren findest du über den QR-Code auf Seite 123.

Einschlafrituale für Kinder

IM ALTER VON 6 BIS 10 JAHREN

Im Alter von 6 bis 10 Jahren durchlaufen Kinder eine entscheidende Entwicklungsphase, die mit sowohl körperlichen als auch emotionalen und kognitiven Veränderungen verbunden ist. Sie befinden sich mitten in der Phase des Übergangs von der frühen Kindheit in das Schulalter, was viele neue Herausforderungen, aber auch Wachstumschancen mit sich bringt. Diese Entwicklungen haben direkte Auswirkungen auf das Schlafverhalten deines Kindes und machen achtsame Einschlafrituale zu einem sehr wichtigen Anker in seinem Alltag.

Der Alltag wird zunehmend durch Schule, Nachmittagsaktivitäten und soziale Kontakte strukturiert, was den Wunsch nach Unabhängigkeit verstärkt. Leider leben wir derzeit in einem gesellschaftlichen System, welches mehr Wert auf Leistung legt, als auf die Entwicklung einer jeden Seele. Somit beginnen Kinder spätestens mit der Einschulung den Druck und die Erwartungen ihrer Lehrer und Bezugspersonen wahrzunehmen. Da Eltern diese Programmierung selbst durchlaufen sind, geben sie oft unbewusst den Leistungsdruck an ihre Kinder weiter. Das führt dazu, dass zusätzlich ein Wettbewerbsdruck bei Kindern entsteht, welcher vor allem durch das klassische Schulsystem noch immens gefördert wird. Kinder können in diesem Alter nur schwer zwischen Kritik an ihrem Verhalten und Kritik an ihrer Person unterscheiden. Ihr Selbstkonzept entwickelt sich erst allmählich und ist stark von den Rückmeldungen ihrer Bezugspersonen geprägt. Besonders in den frühen Jahren neigen Kinder dazu, Kritik als Bewertung ihrer gesamten Persönlichkeit zu interpretieren, da ihnen die kognitive Fähigkeit zur Differenzierung fehlt. Zudem führt ihr egozentrisches Denken dazu, dass sie alles, was ihnen widerfährt, auf sich selbst beziehen. Wiederholte negative Botschaften wie

„Du bist so unkonzentriert“ oder „Du bist faul“ können sich durch die hohe Neuroplastizität des kindlichen Gehirns tief verankern und langfristig negative Glaubenssätze sowie ein vermindertes Selbstwertgefühl hervorrufen.

Auch auf der emotionalen Ebene nehmen Kinder in diesem Alter soziale Vergleiche und Leistungsdruck oft stärker wahr, was zu Stress führen kann. **Zugleich entwickeln sie die Fähigkeit, ihre Gedanken und Gefühle besser auszudrücken, was Eltern die Möglichkeit gibt, sie gezielt zu unterstützen.** In dieser Phase ist es besonders wichtig, dass du als Elternteil deinem Kind durch achtsame Abendrituale hilfst, diese Belastungen loszulassen. Rituale bieten deinem Kind einen sicheren und vertrauten Rahmen, in dem es den Tag abschließen, seine Gedanken ordnen und sich emotional entspannen kann. Du kannst dabei den Raum für dein Kind halten und ihm ein Gefühl der Sicherheit, Annahme und bedingungslosen Liebe geben. Auch wenn Lehrer, andere Kinder und die Erlebnisse in der Schule zweifellos einen großen Einfluss auf die Entwicklung unserer Kinder haben, so haben wir als Eltern immer noch den größten Einfluss auf ihr Wohlbefinden.

Achtsame Einschlafrituale schaffen einen geschützten Raum, in dem dein Kind körperlich und mental zur Ruhe kommen kann. Durch einen festen Rahmen, der Sicherheit und Geborgenheit bietet, helfen diese Rituale dabei, den Stress des Tages abzubauen. Aktivitäten wie Atemübungen, Dankbarkeitsrituale oder sanfte Gespräche über den Tag wirken dabei besonders beruhigend. Indem dein Kind abends Zeit hat, über seine Sorgen und Ängste zu sprechen, fühlt es sich gehört und verstanden, was nicht nur die emotionale Bindung stärkt, sondern auch das Nervensystem beruhigt und einen erholsamen Schlaf fördert. Außerdem regen diese

Rituale die Selbstreflexion an, da Kinder in diesem Alter zunehmend in der Lage sind, ihre Gedanken und Gefühle zu erkennen und zu benennen. Das bewusste Nachdenken über die schönen Momente des Tages oder das Aussprechen von Affirmationen unterstützt sie dabei, mit einem positiven Gefühl einzuschlafen. So verbessern diese Routinen nicht nur die Einschlafzeit, sondern sorgen auch für eine tiefere und erholsamere Nachtruhe.

Stress bei Kindern: Wie du Anzeichen erkennst und gezielt unterstützen kannst

Kinder erleben Stress oft anders als Erwachsene und ihre Reaktionen darauf können vielfältig und manchmal schwer zu deuten sein. Besonders in Phasen großer Veränderungen, wie dem Schuleintritt oder neuen sozialen Herausforderungen, können Stresssymptome auftreten, die sich sowohl körperlich als auch emotional äußern. Als Eltern ist es wichtig, feinfühlig auf diese Signale zu achten, um das Kind rechtzeitig unterstützen zu können.

Stress zeigt sich bei Kindern häufig in Form von Unruhe, Reizbarkeit oder Rückzug. Vielleicht schläft dein Kind schlechter, hat plötzlich weniger Appetit oder klagt über Bauch- oder Kopfschmerzen, ohne dass eine körperliche Ursache vorliegt. Auch vermehrte Wutanfälle oder übermäßige Anhänglichkeit können Hinweise darauf sein, dass dein Kind mit innerem Druck zu kämpfen hat. Diese Signale sollten liebevoll und aufmerksam wahrgenommen werden, denn Kinder drücken Stress oft unbewusst durch ihr Verhalten aus, anstatt darüber zu sprechen. Um Stress zu vermindern, ist eine sichere und vertrauensvolle Umgebung entscheidend. Dein Kind sollte spüren, dass es mit seinen Gefühlen willkommen ist und nicht bewertet wird. Regelmäßige Rituale, wie eine abendliche Tagesreflexion (siehe S. 84), können dabei helfen, die Erlebnisse des Tages zu verarbeiten. Durch Fragen wie „Was war heute besonders schön?“ oder „Gab es etwas, das dir Sorgen gemacht hat?“ gibst du deinem Kind die Möglichkeit, seine Emotionen auszudrücken und loszulassen.

Auch körperliche Entspannung spielt eine wichtige Rolle. Atemübungen (siehe Buchklappe), eine sanfte Massage oder ruhige Spiele vor dem Schlafengehen beruhigen das Nervensystem und helfen deinem Kind, zur Ruhe zu kommen. Besonders wirksam ist es, wenn du als Elternteil selbst ruhig und präsent bist. Kinder nehmen deine Energie intuitiv wahr, und deine Gelassenheit überträgt sich auf sie. Durch achtsame Einschlafrituale und eine liebevolle Begleitung kannst du deinem Kind nicht nur helfen, Stress abzubauen, sondern ihm auch wertvolle Werkzeuge für den Umgang mit Belastungen an die Hand geben. Diese Fähigkeiten stärken nicht nur die emotionale Gesundheit deines Kindes, sondern fördern auch seine Resilienz und das Vertrauen in sich selbst

Vom Familienbett ins eigene Bett: Einfühlsame Begleitung für dein Kind

Zwischen dem Alter von 6 und 10 Jahren entwickeln viele Kinder den Wunsch, selbstständiger zu werden – auch beim Schlafen. Manche Kinder können es kaum erwarten, ihr eigenes Bett oder sogar ihren eigenen Schlafraum zu beziehen, während andere noch etwas länger die Nähe und Sicherheit der Eltern brauchen. Jedes Kind ist einzigartig, und der Übergang vom Familienbett ins eigene Bett sollte entsprechend individuell und ohne Druck gestaltet werden. Es ist wichtig, dass du die Signale deines Kindes aufmerksam wahrnimmst und den Prozess im eigenen Tempo geschehen lässt. Wenn dein Kind bereit ist, allein zu schlafen, kannst du diesen Schritt unterstützen, indem du die neue Schlafsituation positiv gestaltest und dein Kind darauf vorbereitest. Falls dein Kind hingegen noch zögert oder ängstlich ist, solltest du ihm die Zeit und Sicherheit geben, die es braucht. Druck oder übertriebene Eile können unnötigen Stress auslösen und die Entwicklung des Vertrauens in den eigenen Schlafprozess beeinträchtigen.

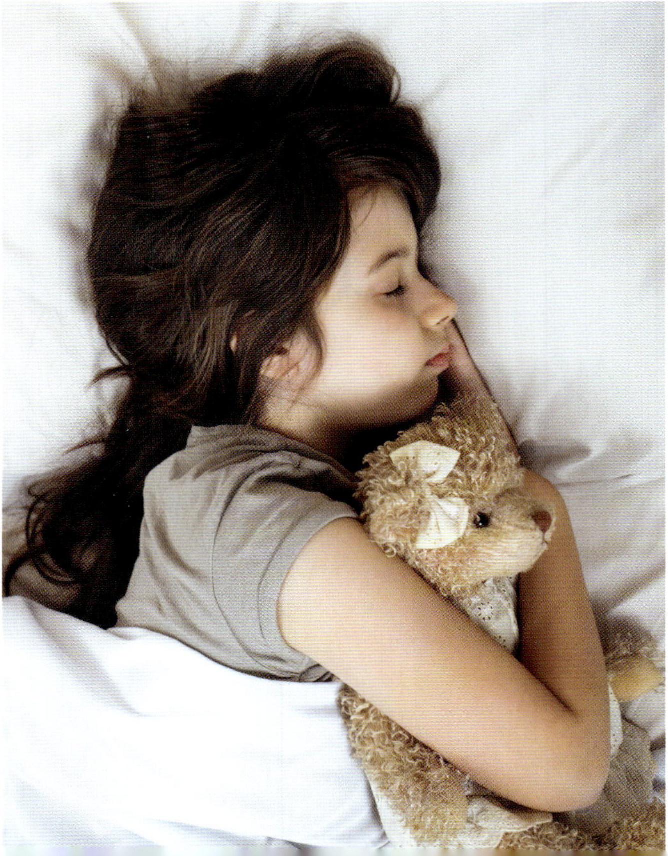

TIPPS FÜR EINEN SANFTEN ÜBERGANG INS EIGENE BETT

1. **Mach das eigene Bett spannend und einladend**: Gestalte das neue Bett oder Zimmer gemeinsam mit deinem Kind. Lasse es Bettwäsche, Kissen oder Kuscheltiere aussuchen, die es gerne hat. Ein selbst eingerichteter Schlafplatz fühlt sich viel persönlicher an und weckt die Vorfreude auf das Schlafen im eigenen Bett.
2. **Bleibe flexibel und einfühlsam:** Einige Kinder benötigen noch Übergangsphasen, in denen sie abwechselnd im Familienbett und im eigenen Bett schlafen. Das ist vollkommen in Ordnung. Wichtig ist, dass dein Kind das Tempo vorgibt und sich dabei sicher und unterstützt fühlt.
3. **Rituale für Sicherheit und Geborgenheit:** Behalte vertraute Einschlafrituale bei, auch wenn dein Kind im eigenen Bett schläft. Eine Geschichte, ein Kuschelmoment oder das Sprechen von positiven Affirmationen helfen deinem Kind, sich sicher zu fühlen, auch wenn es alleine einschlafen möchte.
4. **Schaffe Verlässlichkeit:** Erkläre deinem Kind, dass es dich jederzeit rufen kann, falls es dich in der Nacht braucht. Dieses Wissen nimmt oft die Angst vor dem Alleinsein und stärkt das Vertrauen deines Kindes in die neue Schlafsituation.

5. **Übergangsobjekte:** Ein Kuscheltier, ein besonderes Kissen oder eine kleine Lampe können deinem Kind helfen, sich sicherer zu fühlen. Diese Übergangsobjekte wirken beruhigend und spenden Trost, falls sich dein Kind in der neuen Situation noch unsicher fühlt.
6. **Vermeide Vergleiche und Druck:** Manche Kinder schlafen von Anfang an problemlos im eigenen Bett, während andere noch längere Zeit die Nähe ihrer Eltern brauchen. Das ist völlig normal. Jedes Kind entwickelt sich in seinem eigenen Tempo. Als Elternteil ist es wichtig, dein Kind genau dort abzuholen, wo es steht, und ihm das Gefühl zu geben, dass es nichts „falsch" macht. Denke immer daran: Druck erzeugt Gegendruck! Je mehr Druck du aufbaust, umso schwerer wird es deinem Kind fallen, alleine zu schlafen. Die höchste Priorität für Kinder ist Sicherheit und diese bekommt es bei dir.

Der Schritt ins eigene Bett ist nicht nur ein Zeichen von Selbstständigkeit, sondern auch ein großer Entwicklungsschritt für dein Kind. Indem du dein Kind achtsam begleitest, stärkst du sein Selbstvertrauen und seine innere Sicherheit. Ein Kind, das spürt, dass es geliebt wird, egal wie lange es Nähe und Unterstützung braucht, wird mit mehr Vertrauen und Leichtigkeit seinen Weg gehen – im eigenen Bett und darüber hinaus.

Gemeinsames Journaling-Ritual

Mit dem Erlernen der Schreibfähigkeiten öffnet sich für Kinder im Alter von 6 bis 10 Jahren eine wunderbare Möglichkeit, ihre Gedanken und Gefühle auf kreative Weise auszudrücken: das Führen eines Journals oder Tagebuchs. Das Niederschreiben von Gedanken und Gefühlen bietet zahlreiche psychologische Vorteile, die die emotionale und kognitive Entwicklung auf vielfältige Weise fördern. Es hilft Kindern, ihre Gefühle zu sortieren und die Erlebnisse des Tages besser zu verarbeiten. Indem es reflektiert, was es erlebt hat, entwickelt dein Kind ein stärkeres Bewusstsein für die positiven Momente im Alltag und lernt, Dankbarkeit zu empfinden – eine Fähigkeit, die langfristig das Wohlbefinden steigert. Das Tagebuchschreiben regt außerdem die Selbstreflexion an. Dein Kind beginnt, Zusammenhänge zu erkennen und eigene Lösungen für Probleme zu entwickeln, was seine Fähigkeit zur Problemlösung stärkt. Gleichzeitig unterstützt es die Entwicklung eines positiven Selbstbildes. Wenn dein Kind seine Erfolge und schönen Erlebnisse festhält, baut es Selbstvertrauen auf und stärkt sein Selbstbewusstsein. Darüber hinaus hat das Schreiben auch praktische Vorteile: Es fördert die Schreibfähigkeiten und regt die Kreativität an. Durch das regelmäßige Formulieren von Gedanken und Ideen entwickelt dein Kind nicht nur ein besseres Sprachgefühl, sondern trainiert auch seine Fantasie, sei es durch Texte, Zeichnungen oder kleine Listen. Ein Tagebuch ist daher weit mehr als einfache Notizen – es ist ein Werkzeug, das deinem Kind hilft, achtsamer, selbstbewusster und kreativer zu werden.

Du kannst deine Kinder auf einfühlsame Weise ans Tagebuchschreiben heranführen, indem ihr es zu einem gemeinsamen und spielerischen Erlebnis macht. Ein guter Einstieg ist es, zusammen ein Dankbarkeitstagebuch zu führen. Setzt euch am Abend hin und schreibt beide drei Dinge auf, für die ihr an diesem Tag dankbar seid. Indem du mit gutem Beispiel vorangehst, zeigst du deinem Kind, wie erfüllend und schön das Schreiben sein kann, ohne Druck auszuüben. Wichtig ist auch, ein Tagebuch auszuwählen, das deinem Kind gefällt. Ob mit bunten Motiven, Glitzer oder schlichten Designs – ein persönliches Journal, das Freude bereitet, weckt die Motivation. Lass dein Kind das Tagebuch nach seinen eigenen Vorstellungen gestalten.

IDEEN FÜR DAS TAGEBUCH EINES KINDES

- **Dankbarkeitstagebuch:** Gemeinsam könnt ihr 3 Dinge aufschreiben, für die ihr an diesem Tag besonders dankbar seid. Du wirst sehen, schnell werden es mehr als nur drei Punkte.
- **Höhepunkte des Tages:** „Was war heute mein Lieblingsmoment?" oder „Worüber habe ich heute gelacht?"
- **Gedanken und Träume:** „Was wünsche ich mir für morgen?" oder „Worauf freue ich mich besonders?"
- **Gefühlsbarometer:** Dein Kind malt ein Gesicht oder wählt eine Farbe, die beschreibt, wie es sich fühlt.
- **Mini-Zeichnungen:** Eine kleine Skizze, die den schönsten Moment des Tages darstellt.

Das Tagebuchschreiben kann in eine feste Abendroutine eingebunden werden, beispielsweise nach dem Zähneputzen oder direkt vor dem Schlafengehen. So wird es zu einem vertrauten Ritual, auf das sich dein Kind freut. Gleichzeitig ist es wichtig, ihm die Freiheit zu lassen, wie es das Tagebuch nutzt. Vielleicht möchte es nicht jeden Tag schreiben oder seine Gedanken in anderer Form ausdrücken. Am wichtigsten ist, dass das Tagebuch nicht mit Erwartungen oder Bewertungen verbunden wird. Wenn du selbst gerne ein Journal führst, kannst du deinem Kind vorleben, wie wertvoll und entspannend diese Praxis sein kann. Durch dieses liebevolle Heranführen wird das Tagebuchschreiben zu einer positiven und bereichernden Erfahrung für dein Kind.

Eine weitere schöne Achtsamkeitsübung ist ein „Mood Tracker“ (z. B. in Form einer Blume mit sieben Blütenblättern), den du ins Journal deines Kindes malen kannst. Dabei geht es weniger darum, den Gemütszustand deines Kindes nachverfolgen zu können, sondern darum, dass es sich mit seinen Gefühlen auseinandersetzt. Deswegen darf es auch selbst wählen, welche Farbe seinem aktuellen Gemütszustand (glücklich, müde, traurig…) entspricht und die Farbe darf sich auch immer wieder ändern. Male diese Blume in das Tagebuch und lasse dein Kind täglich ein Blütenblatt ausmalen. Natürlich kannst du auch eine andere Blume oder ein ganz anderes Motiv, das sich in Farbflächen aufteilen lässt, verwenden! Designe es doch zusammen mit deinem Kind!

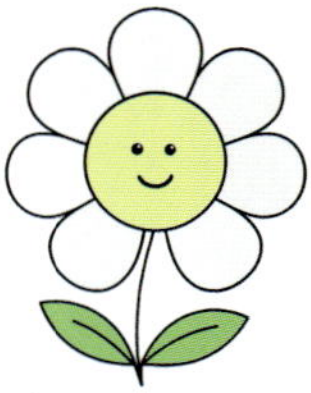

RITUALE UND IMPULSE FÜR ENTSPANNTE NÄCHTE

1. Komme zur Ruhe und stimme dich auf die Abendzeit ein. Bevor die Abendroutine beginnt, gönne dir einen Moment, um den Trubel des Tages hinter dir zu lassen. Atme tief ein und aus, entspanne deinen Körper und richte deine Aufmerksamkeit auf dein Kind und die bevorstehende Zeit. Mache dir bewusst, dass diese Abendmomente nicht nur deinem Kind, sondern auch dir selbst guttun. Diese gemeinsame Zeit ist eine wertvolle Gelegenheit, euch zu verbinden und den Tag entspannt ausklingen zu lassen. Je ruhiger und präsenter du bist, desto harmonischer wird die Abendroutine verlaufen.

2. Schaffe eine beruhigende Atmosphäre. Gestalte die Umgebung so, dass sie Ruhe und Geborgenheit ausstrahlt. Dimme das Licht, spiele sanfte Musik oder zünde eine kleine Kerze an, um den Abend stimmungsvoll einzuleiten. Ein solches Ritual signalisiert deinem Kind, dass die hektischen Stunden des Tages vorbei sind und es nun Zeit ist, sich zu entspannen.

3. Strukturiere den Abend durch klare Abläufe. Kinder in diesem Alter schätzen es sehr, wenn sie wissen, was als Nächstes kommt. Erzähle deinem Kind, wie der Abend aussehen wird: „Jetzt machen wir uns fertig fürs Bett, dann schreiben wir in unser Tagebuch und kuscheln uns anschließend ins Bett, um darüber zu sprechen, was heute besonders schön war." Diese Klarheit gibt deinem Kind ein Gefühl von Sicherheit und hilft ihm, sich auf die nächsten Schritte einzustellen.

4. Führt eine gemeinsame Schreibzeit ein. Integriere das Tagebuch oder Dankbarkeitsjournal in eure Abendroutine. Ihr könnt beide ein eigenes Tagebuch führen oder gemeinsam in einem schreiben. Beginne, indem du deinem Kind vorschlägst, drei Dinge aufzuschreiben, die es heute schön fand, oder eine kleine Zeichnung des besten Moments des Tages zu machen. Hilf deinem Kind, die richtigen Worte zu finden, indem du Fragen stellst wie: „Was hat dich heute zum Lächeln gebracht?“ oder „Was hast du heute Neues gelernt?“ Durch das Schreiben kann dein Kind den Tag reflektieren und mit positiven Gedanken abschließen.

5. Gestalte die Hygiene so entspannt wie möglich. Obwohl Kinder in diesem Alter meist Hygiene schon als Routine in ihrem Leben integriert haben, kann auch in diesem Alter die abendliche Körperpflege manchmal herausfordernd sein. Mache Zähneputzen und Umziehen zu spielerischen Momenten, indem ihr gemeinsam ein Zahnputzlied singt oder die Zahnbürste zur „Superhelden-Zahnbürste“ erklärt. Je mehr Freude dein Kind dabei hat, desto entspannter wird die Routine auch für dich.

6. Binde Dankbarkeit vor dem Einschlafen ein. Nach der Hygiene und dem Schreiben könnt ihr euch ins Bett kuscheln und ein Dankbarkeitsritual durchführen. Beginne, indem du selbst 2–3 Dinge nennst, für die du an diesem Tag dankbar bist, und lade dein Kind ein, dasselbe zu tun. Dies fördert positive Denkmuster und schafft ein Gefühl von Zufriedenheit und Geborgenheit.

7. Schließt den Abend mit positiven Affirmationen ab, die dein Kind stärken und beruhigen. Ihr könnt gemeinsam Affirmationen sprechen wie: „Ich bin wertvoll und geliebt“ oder „Ich habe heute mein Bestes gegeben.“ Lass dein Kind eine Affirmationskarte aussuchen und legt diese symbolisch unter das Kopfkissen, um die Kraft der Worte mit in die Nacht zu nehmen.

8. Kreiere eventuell noch eine liebevolle Einschlafbegleitung. Einige Kinder schätzen es auch in diesem Alter, wenn sie vor dem Einschlafen die Nähe ihrer Eltern spüren. Ließ eine Geschichte vor, erzählt gemeinsam etwas Schönes oder hört euch eine geführte Meditation an. Vielleicht möchte dein Kind sich auch schon ganz alleine eine geführte Meditation oder eine kurze Hörgeschichte zum Einschlafen anhören oder es liest selbst noch ein Kapitel aus einem Kinderbuch. In jedem Fall solltet ihr euch den Druck rausnehmen, unabhängig davon, ob dein Kind noch eine Einschlafbegleitung braucht oder ob es schon alleine einschlafen mag. Eine von mir geführte Einschlafmeditation für Kinder im Alter von 6–10 Jahren findest du über den QR-Code auf Seite 123.

Das Schlafzimmer

EIN SICHERER HAFEN
FÜR DIE SEELE

Ein liebevoll gestaltetes Kinderzimmer ist mehr als nur ein Raum – es ist ein sicherer Hafen für die Seele. Aus spiritueller Sicht prägt die Energie dieses Ortes das innere Gleichgewicht und die Geborgenheit des Kindes. Sanfte Farben, harmonische Formen und positive Schwingungen fördern erholsamen Schlaf, Kreativität und ein tiefes Urvertrauen. Ein Raum voller schöner Energien stärkt das Herz und begleitet das Kind behütet auf seinem Lebensweg. Wie du den Raum deines Kindes positiv gestalten kannst, möchte ich dir in diesem Kapitel zeigen.

Den Schlafraum energetisch reinigen

Das Schlafzimmer ist ein Ort der Ruhe und Regeneration und die Energie, die diesen Raum durchflutet, hat einen direkten Einfluss auf den Schlaf und das Wohlbefinden deines Kindes – und auch auf dich selbst. Aus spiritueller Sicht wird jeder Raum von den Energien der Menschen, die ihn nutzen, sowie von äußeren Einflüssen geprägt. Kinder, die besonders feinfühlig auf ihre Umgebung reagieren, nehmen diese Energien oft unbewusst auf. Wenn der Schlafraum mit einer hohen, klaren Energie aufgeladen ist, fühlen sie sich geborgen und entspannt. Ist die Energie jedoch unruhig oder belastet, kann dies zu Schlafproblemen, Unruhe oder unangenehmen Träumen führen.

Im Laufe der Zeit sammelt sich in jedem Raum energetischer „Staub" an. Streit, Stress, Sorgen oder andere emotionale Belastungen hinterlassen energetische Spuren, die sich mit der Zeit verdichten können. Besonders im Schlafzimmer, wo Kinder eine große Portion ihres Tages verbringen und ihre Erlebnisse und Emotionen verarbeiten, vermischen sich diese Energien mit der persönlichen Energie deines Kindes. Eine energetische Reinigung hilft, diese stagnierenden oder schweren Energien zu klären und Platz für eine harmonische, unterstützende Atmosphäre zu schaffen. Ein gereinigter Schlafraum wirkt wie ein energetischer „Reset“ – er fördert erholsamen Schlaf, beruhigt das Nervensystem, fördert die Gesundheit und gibt deinem Kind das Gefühl von Sicherheit und Geborgenheit.

WIE DU DAS SCHLAFZIMMER ENERGETISCH REINIGEN KANNST

1. **Aufräumen und Sauberkeit schaffen:** Der erste Schritt zu einem klaren Energiefluss ist ein aufgeräumter und sauberer Raum. Unordnung und Staub erzeugen stagnierende und unruhige Energien, besonders in Ecken, unter dem Bett oder an schwer zugänglichen Stellen. Indem du den Raum gründlich reinigst und aufräumst, klärst du nicht nur die physische, sondern auch die energetische Ebene. Ein sauberer Raum fühlt sich sofort leichter und frischer an.
2. **Frische Luft hereinlassen:** Das Durchlüften des Schlafzimmers ist ein einfacher, aber kraftvoller Schritt, um stagnierende Energien zu vertreiben. Öffne die Fenster weit, lasse frische Luft hereinströmen und erlaube der Natur, die Energie im Raum zu erneuern. Dieser Schritt verstärkt die Wirkung der weiteren energetischen Reinigung.

3. **Energetische Reinigung durch Räuchern:** Das Räuchern mit Kräutern wie Salbei, Palo Santo oder Lavendel ist eine bewährte Methode, um belastende Energien aufzulösen. Gehe langsam durch den Raum und achte besonders auf Ecken, unter dem Bett und auf andere Bereiche, in denen sich Energie „stauen" könnte. Während du räucherst, kannst du eine Intention setzen, wie: „Ich kläre diesen Raum und lade ihn mit Ruhe und Frieden auf."
4. **Den Raum mit Klang klären:** Klänge bringen die Energie im Raum in Bewegung und harmonisieren sie. Nutze Klangschalen, ein Glöckchen oder einfach deine Hände zum Klatschen, um den Raum energetisch zu reinigen. Beginne in den Ecken und arbeite dich zur Mitte des Zimmers vor. Diese Methode ist besonders sanft und wird oft von Kindern als angenehm und beruhigend empfunden. Du kannst auch singen oder reinigende Musik kostenlos streamen..
5. **Visualisierung und Lichtarbeit:** Schließe die Augen und stelle dir vor, wie ein helles, strahlendes Licht den Raum durchflutet. Dieses Licht reinigt jede schwere Energie und bringt Harmonie in den Raum. Du kannst dir vorstellen, dass das Licht aus deinen Händen oder aus der Mitte des Raumes entspringt und jede Ecke sanft erhellt. Dieses Ritual ist besonders kraftvoll, wenn es mit einer liebevollen Intention verbunden wird.

Kinder haben ein feines Gespür für die Energien um sie herum. Ihre persönliche Energie ist noch in Entwicklung, und sie können äußere Einflüsse intensiver wahrnehmen als Erwachsene. Eine energetisch belastete Umgebung kann sich auf das emotionale Wohlbefinden, die Schlafqualität und sogar auf das Verhalten deines Kindes auswirken. Wenn du den Schlafraum regelmäßig energetisch reinigst, schützt du dein Kind vor diesen Einflüssen und schenkst ihm einen Raum, in dem es sich vollkommen sicher und entspannt fühlen kann.

Die besten Aromaöle für Entspannung vor dem Schlaf

Aromaöle sind ein wunderbares Werkzeug, um eine beruhigende Atmosphäre im Schlafzimmer zu schaffen und den Übergang in den Schlaf zu erleichtern. Die sanften Düfte wirken sowohl auf die Sinne als auch auf das Nervensystem, fördern Entspannung und unterstützen eine friedvolle Einschlafzeit – sowohl für Kinder als auch für Erwachsene.

Es gibt verschiedene einfache und effektive Möglichkeiten, Aromaöle in die Abendroutine zu integrieren, um eine entspannte Atmosphäre zu schaffen. Eine der beliebtesten Methoden ist die Verwendung eines Aroma-Diffusers. Dabei werden 3–5 Tropfen des gewünschten Öls in den Diffuser gegeben, der den Raum sanft mit dem Duft durchströmt. Diese Methode ist besonders sicher, da sie ohne offene Flammen arbeitet und die Öle gleichmäßig verteilt. Alternativ kannst du ein Duftkissen oder ein kleines Tuch verwenden, auf das du einen Tropfen des Öls gibst, und es neben das Bett deines Kindes legst, um einen dezenten, beruhigenden Duft zu erzeugen. Wenn dein Kind körperliche Nähe und Berührung vor dem Einschlafen genießt, kannst du ein wenig Aromaöl mit einem Trägeröl wie Mandel- oder Kokosöl mischen und deinem Kind damit sanft die Schultern, die Hände oder die Füße massieren. Dies verbindet die wohltuende Wirkung des Duftes mit der beruhigenden Kraft von Berührung.

Um die volle Wirkung der Aromaöle zu genießen, ist es wichtig, auf die Qualität und den richtigen Umgang zu achten. Verwende ausschließlich 100 % natürliche, hochwertige ätherische Öle, da synthetische Varianten Zusatzstoffe enthalten können, die reizend wirken oder die Wirkung der Öle beeinträchtigen. Besonders bei Kindern ist eine sparsame Dosierung entscheidend – oft genügen schon wenige Tropfen, um die gewünschte Wirkung zu erzielen.

Achtung: Prüfe die Verträglichkeit eines Öls vorsichtig, bevor du es regelmäßig einsetzt. Verdampfe es zunächst nur kurz in der Nähe deines Kindes, um sicherzugehen, dass es den Duft angenehm findet und keine Reaktionen zeigt. Ätherische Öle sollten niemals unverdünnt auf die Haut aufgetragen werden, da sie sehr konzentriert sind und Hautreizungen verursachen können. Mische sie immer mit einem geeigneten Träger-Öl, bevor du sie für Massagen oder andere Anwendungen verwendest.
Wenn du eine Duftlampe mit Kerze verwendest, stelle sicher, dass sie sicher steht und während der Nacht nicht unbeaufsichtigt brennt. Für Kinderzimmer sind Aroma-Diffuser die sicherere Wahl. Mit diesen einfachen Vorsichtsmaßnahmen kannst du sicherstellen, dass die Anwendung von Aromaölen eine bereichernde und entspannende Erfahrung für dich und dein Kind wird.

DIE BESTEN AROMAÖLE FÜR DIE ENTSPANNUNG

Lavendel: Lavendel ist der Klassiker unter den beruhigenden Ölen. Sein Duft fördert Ruhe, reduziert Stress und hilft, Körper und Geist auf den Schlaf vorzubereiten. Es eignet sich besonders für Kinder, da es eine sanft ausgleichende Wirkung hat.
Kamille: Kamillenöl hat eine sanfte, beruhigende Wirkung und hilft bei Nervosität, Unruhe oder Einschlafproblemen. Es ist ideal für Kinder, die nach einem aufregenden Tag schwer abschalten können.
Mandarine oder Orange: Diese süßen, fruchtigen Düfte wirken stimmungsaufhellend und beruhigend zugleich. Sie eignen sich gut, um nach einem anstrengenden oder emotional herausfordernden Tag positive Energie zu fördern.
Sandelholz: Sandelholz hat eine erdende Wirkung und hilft, den Geist zu beruhigen. Es eignet sich gut für Kinder, die abends noch gedanklich aktiv sind und schwer zur Ruhe kommen.
Bergamotte: Dieses Öl verbindet Entspannung mit einem leichten Stimmungsaufheller. Es ist besonders wirksam, wenn Ängste oder Unsicherheiten das Einschlafen erschweren.
Vanille: Vanilleduft vermittelt Wärme und Geborgenheit. Seine sanfte Süße schafft ein Gefühl von Sicherheit und ist besonders angenehm für Kinder, die gerne in einer harmonischen und behaglichen Umgebung einschlafen.

Elektrosmog im Schlafraum

Ich habe bereits an einigen Stellen in diesem Buch darüber gesprochen, dass wir für eine ruhige Schlafumgebung unbedingt darauf achten sollten, eine elektrosmogfreie Umgebung zu schaffen. Elektromagnetische Strahlung, auch bekannt als Elektrosmog, ist ein unsichtbarer Faktor, der zunehmend unseren Alltag beeinflusst – und auch unseren Schlaf. Elektronische Geräte wie Smartphones, WLAN-Router oder Babyphones senden ständig elektromagnetische Felder (EMF) aus, die, selbst wenn sie unsichtbar und lautlos sind, eine Belastung für unseren Körper darstellen. Studien legen nahe, dass diese Strahlung insbesondere die natürliche Regeneration während des Schlafs beeinträchtigt, da sie das Nervensystem stimuliert und die Freisetzung von Melatonin, unserem Schlafhormon, verringert.

Wissenschaftler:innen und medizinische Gremien warnen vor möglichen Langzeitfolgen – insbesondere bei Kindern, deren Nervensystem sich noch in der Entwicklung befindet. Kinder sind deutlich empfindlicher gegenüber elektromagnetischer Strahlung, da ihre Körper kleiner und ihr Gewebe leitfähiger ist, was die Strahlungsaufnahme erhöht.

Ein Schlafzimmer, das frei von Elektrosmog ist, bietet deinem Kind einen geschützten Ort, an dem es regenerieren und wirklich tief schlafen kann. Indem du Geräte wie Smartphones, WLAN-Router oder drahtlose Babyphones aus dem Schlafraum verbannst oder zumindest nachts in den Flugmodus schaltest, minimierst du die Belastung durch Elektrosmog – und schaffst eine natürlichere, harmonischere Schlafumgebung.

Elektrosmog beeinflusst nicht nur unseren physischen Körper, sondern insbesondere auch unseren Energiekörper und unsere Aura. Es senkt nicht nur unsere Schwingungsfrequenz, sondern auch die Schwingungsfrequenz im ganzen Raum. Ich selbst durfte diese Erfahrung machen: Über Monate hinweg nahm ich in unserem Schlafzimmer eine starke, drückende Energie wahr, die sich trotz mehrfacher energetischer Reinigung nicht auflösen ließ. Die Schwere schien ständig von außen einzuströmen und beeinträchtigte spürbar das Wohlgefühl im Raum. Schließlich beschloss ich, den WLAN-Router aus unserem Haus zu entfernen, der in unmittelbarer Nähe des Schlafzimmers angebracht war. Die Veränderung war augenblicklich. Mit dem Entfernen des Routers verschwand die Schwere vollständig und die Energie im Raum fühlte sich sofort leichter, heller und klarer an. Selbst meine Tochter bemerkte die Veränderung und fühlte sich in unserem Zuhause seither deutlich wohler.

Kinder sind besonders feinfühlig, wenn es um energetische Einflüsse geht. Auch wenn sie diese Wahrnehmungen oft noch nicht in Worte fassen können, spüren sie die Wirkung von Elektrosmog auf einer tiefen, intuitiven Ebene. Ein Schlafzimmer, das frei von Elektrosmog ist, wirkt sich daher nicht nur positiv auf den physischen Schlaf, sondern auch auf die energetische Harmonie aus – ein entscheidender Faktor für die Gesundheit und das Wohlbefinden der ganzen Familie.

Heilsteine: Sanfte Unterstützung für einen erholsamen Schlaf

Heilsteine sind wunderbare Begleiter, um den Schlaf auf natürliche Weise zu unterstützen. Sie wirken nicht nur durch ihre energetische Ausstrahlung, sondern auch durch ihre beruhigende und harmonisierende Wirkung auf Körper, Geist und Seele.

Heilsteine wirken über ihre Schwingungsfrequenz auf das Energiefeld und den Raum, in dem sie sich befinden. Sie können belastende Energien aufnehmen, transformieren oder ausgleichen und somit eine friedliche und beruhigende Atmosphäre schaffen. Für Kinder bieten sie zusätzlich ein Gefühl der Geborgenheit, vor allem, wenn der Stein in Form eines Talismans oder als kleiner Begleiter ins Bett genommen wird. Manche Steine unterstützen auch die emotionale Verarbeitung, die Kinder im Schlaf durchlaufen, und fördern somit einen tiefen und regenerierenden Schlaf.

Heilsteine lassen sich auf vielfältige Weise nutzen, um eine harmonische und unterstützende Schlafumgebung zu schaffen. Eine Möglichkeit ist, die Steine direkt unter das Kopfkissen oder neben das Bett zu legen. So können sie ihre

HEILSTEINE FÜR KINDER UND BESSEREN SCHLAF

Amethyst: Der Amethyst ist ein beruhigender Stein, der Stress abbaut und den Geist klärt. Er hilft, Gedanken zu beruhigen und den Übergang in einen entspannten Schlaf zu erleichtern. Besonders bei Kindern, die abends noch aufgedreht sind, wirkt er ausgleichend und fördert die innere Ruhe. Außerdem hilft der Amethyst bei Alpträumen.

Rosenquarz: Als Stein der Liebe und Geborgenheit schenkt der Rosenquarz eine sanfte, tröstende Energie. Er hilft, Ängste zu lindern und ein Gefühl von Sicherheit zu schaffen, was besonders für Kinder hilfreich ist, die manchmal von schlechten Träumen oder Unsicherheiten geplagt werden.

Mondstein: Der Mondstein fördert die emotionale Balance und harmonisiert die nächtlichen Verarbeitungsprozesse. Seine Verbindung zum Zyklus des Mondes macht ihn zu einem idealen Stein für einen erholsamen Schlaf und sanfte Träume.

Selenit: Selenit wird oft als Lichtstein bezeichnet, da er eine reine, friedliche Energie ausstrahlt. Er wirkt wie ein energetischer Schutzschild und klärt den Raum von belastenden Energien. Sein strahlendes, beruhigendes Wesen unterstützt einen harmonischen Schlaf.

Schwarzer Turmalin (Schörl) oder Schungit: Der schwarze Turmalin schützt vor negativen Energien und neutralisiert Elektrosmog. Schungit wirkt in diesem Bereich oft noch kraftvoller und harmonisiert die Energie besonders effektiv. Da Kinder schwarze Steine oft als zu schwer empfinden, sollten sie nicht direkt am Bett, sondern in der Nähe von elektronischen Geräten wie WLAN-Routern oder Lampen platziert werden. So entfalten sie ihre schützende Wirkung, ohne die Schlafumgebung deines Kindes zu stören.

Blauer Chalcedon: Dieser Stein ist ein wunderbarer Begleiter für Kinder, die Schwierigkeiten haben, zur Ruhe zu kommen. Seine sanfte, kühlende Energie wirkt beruhigend und fördert die Entspannung.

beruhigende Energie während der Nacht direkt auf dein Kind übertragen und für einen erholsamen Schlaf sorgen. Für eine sanfte, aber spürbare Wirkung im gesamten Raum können Heilsteine wie Selenit oder Rosenquarz an einem zentralen Ort, etwa auf dem Nachttisch, aufgestellt werden.

Schwarze Schutzsteine wie Turmalin oder Schungit eignen sich besonders gut, um in der Nähe von elektronischen Geräten platziert zu werden. Dies reduziert die Einflüsse von Elektrosmog, ohne die unmittelbare Schlafumgebung deines Kindes zu belasten. Manche Kinder finden es außerdem angenehm, einen kleinen Heilstein während des Einschlafens in der Hand zu halten oder tagsüber als Schmuckstück bei sich zu tragen.

Unabhängig von der Platzierung ist es wichtig, die Steine regelmäßig zu reinigen, da sie Energie aufnehmen und ihre Wirkung nur bei energetischer Klarheit voll entfalten können. Alle Steine lassen sich mit Klangschalen reinigen, viele auch mit fließendem Wasser.

Die Wirkung von Musik (als Frequenz) am Abend

Musik ist, wie ich auf S. 53 bereits erklärt habe, weit mehr als nur ein angenehmer Klang – sie ist eine Schwingung, die direkt auf unseren Körper, unsere Psyche und unseren Energiekörper wirkt. Studien und Experimente haben gezeigt, dass Musik auf vielfältige Weise unsere Schwingungsfrequenz beeinflusst, uns emotional berührt und sogar die Struktur unserer Zellen verändern kann. Besonders am Abend kann die richtige Musik uns dabei helfen, den Tag loszulassen, innerlich zur Ruhe zu kommen und entspannt in den Schlaf zu gleiten.

Die Experimente des japanischen Forschers Dr. Masaru Emoto zeigen eindrucksvoll, wie Musik und Klänge Schwingungen in ihrer Umgebung beeinflussen. Emoto fror Wasser ein, das zuvor verschiedenen Klängen und Worten ausgesetzt war, und untersuchte die Struktur der Eiskristalle. Sanfte, harmonische Musik wie klassische Stücke oder Naturklänge erzeugten wunderschöne, symmetrische Kristalle, während aggressive oder disharmonische Klänge chaotische und verzerrte Formen hinterließen. Da unser Körper zu etwa 70 % aus Wasser besteht, verdeutlichen diese Experimente, wie stark Musik und Klänge auch auf uns wirken.

Musik beeinflusst außerdem direkt die Aktivität unseres Gehirns. Langsame, beruhigende Frequenzen, wie sie in entspannender Musik oder Meditationsklängen vorkommen, fördern die Produktion von Alpha- und Theta-Gehirnwellen, die für Entspannung, Kreativität und einen ruhigen Geist stehen. Diese Frequenzen helfen uns, den Stress des Tages abzubauen und bereiten Körper und Geist auf den Schlaf vor. Auch auf die Psyche hat Musik eine tiefgreifende Wirkung. Sie kann Emotionen wecken, Ängste lindern und das allgemeine Wohlbefinden fördern. Studien zeigen, dass sanfte Musik am Abend die Ausschüttung von Stresshormonen wie Cortisol verringert und die Produktion von Wohlfühlhormonen wie Dopamin und Serotonin anregt. Dies schafft ein Gefühl von Sicherheit und Geborgenheit – ideale Voraussetzungen für einen erholsamen Schlaf.

Aus spiritueller Sicht wird Musik oft als Werkzeug angesehen, um unsere Energiezentren (Chakren) auszugleichen und die Schwingungsfrequenz unseres Energiekörpers zu erhöhen. Bestimmte Frequenzen, wie die 432-Hz- oder 528-Hz-Töne, werden als besonders heilend empfunden, da sie im Einklang mit der natürlichen Frequenz des Universums stehen. Diese Frequenzen können nicht nur die Energie im Raum harmonisieren, sondern auch unser Herzchakra öffnen, das Nervensystem beruhigen und emotionale Blockaden lösen. Musik trägt zudem die Fähigkeit in sich, uns mit höheren Bewusstseinsebenen zu verbinden. Indem wir uns bewusst für harmonische Klänge entscheiden, schaffen wir eine energetische Umgebung, die nicht nur unseren Körper und unseren Geist entspannt, sondern auch unsere spirituelle Verbindung stärkt.

Für Kinder ist Musik ein wunderbares Mittel, um den Tag liebevoll abzuschließen. Sanfte Melodien, beruhigende Naturklänge oder Frequenzmusik wie 432 Hz können dabei helfen, innere Unruhe abzubauen und den Übergang in den Schlaf sanft zu gestalten. Achte darauf, dass die Musik langsam und ruhig ist, ohne abrupte Wechsel oder intensive Lautstärken. So wird der Klang zu einem sanften Begleiter in den Schlaf – harmonisch, wohltuend und unterstützend.

Musik ist eine universelle Sprache, die uns auf allen Ebenen berührt. Wenn wir sie bewusst einsetzen, können wir eine friedliche, heilsame Atmosphäre schaffen, die uns und unsere Kinder in eine erholsame Nacht trägt.

Dein Kind spirituell unterstützen

UND BESSER VERSTEHEN

Kinder sind wunderbare, offene Seelen, die die Welt mit staunenden Augen betrachten. Sie spüren intuitiv Energien und Verbundenheit, lange bevor sie Worte dafür finden. Spirituelle Begleitung bedeutet, diesen natürlichen Zugang zu bewahren und zu stärken – ohne Dogma, ohne starre Regeln. Es geht darum, Kinder als spirituelle Wesen ernst zu nehmen und sie behutsam darin zu unterstützen, das Leben liebevoll und offen zu erforschen. Um sie besser begleiten zu können, möchte ich dir eine von mir verfasste Definition der Seele an die Hand legen. Jeder definiert diese anders und um deinem Kind die Zusammenhänge zu erklären, solltest du erst einmal für dich selbst definieren, was Spiritualität oder der Begriff der Seele für dich bedeutet. Außerdem möchte ich dir eine kurze Einführung in das Thema Human Design geben, das als System verwendet werden kann, um dein Kind als spirituelles Wesen besser zu verstehen.

Was ist eine Seele?

Die Seele ist der feinstoffliche, geistige Anteil von uns, der weit über unseren physischen Körper hinausgeht. Sie ist unendlich und unsterblich – der Kern unseres Seins, der von Leben zu Leben inkarniert, um Erfahrungen in der physischen Welt zu sammeln. Durch diese Erfahrungen lernt die Seele, sich selbst zu erkennen und auszudrücken – als Teil des Göttlichen in physischer Form. Jede Inkarnation bietet der Seele die Möglichkeit, zu erleben, wer sie wirklich ist und was sie alles sein kann. Die Seele kann als eine individuelle Ausdrucksform eines größeren, universellen Bewusstseins betrachtet werden. Sie trägt ihren eigenen Charakter, ihre eigene Essenz, die uns einzigartig macht und zugleich mit allem verbindet. Alles, was existiert – Menschen, Tiere, Pflanzen, ja selbst die Natur und die Elemente – hat eine Seele. Jede Seele ist ein Funke des Göttlichen, ein Teil des großen Ganzen, das sich in unzähligen Formen ausdrückt.

Unsere Seele ist wie ein Reisender, der sich auf den Weg macht, um zu lernen, zu wachsen und sich selbst zu erleben. Durch die Erfahrungen in der physischen Welt – ob sie freudvoll oder herausfordernd sind – erkennt sie mehr und mehr ihre eigene göttliche Natur. Sie erinnert sich daran, dass sie nicht getrennt ist, sondern Teil einer unendlichen Schöpfung. So wie jede Seele einzigartig ist, sind auch ihre Wege und ihre Ausdrucksformen vielfältig. Manche Seelen manifestieren sich in menschlicher Form, andere als Tiere, Pflanzen oder andere Aspekte der Natur. Diese Vielfalt zeigt die Schönheit und Kreativität des universellen Bewusstseins, das sich in unzähligen Formen erfahren möchte.

Die Seele ist somit nicht nur ein unsterblicher Kern in uns, sondern auch eine Brücke, die uns mit dem Universum verbindet. Sie erinnert uns daran, dass wir nicht nur physische Wesen sind, sondern auch spirituelle – untrennbar verbunden mit allem, was ist. In jedem Moment, in dem wir die Tiefe unserer Seele spüren, erleben wir das Göttliche, das sich durch uns ausdrückt.

Human Design

Immer mehr Eltern spüren intuitiv, dass jedes Kind auf seine ganz eigene Weise in der Welt steht – mit individuellen Bedürfnissen, Energiezyklen und Persönlichkeitsstrukturen. In meiner Arbeit begegnet mir häufig die Frage: Warum braucht mein Kind so viel Nähe beim Einschlafen – und das andere so wenig? Warum ist mein Kind so sensibel für Reize – und das andere voller Energie bis spät in die Nacht?

An dieser Stelle kann das Human Design eine wunderbare Orientierungshilfe sein. Es zeigt uns, dass Kinder – wie auch Erwachsene – mit ganz verschiedenen energetischen Anlagen auf die Welt kommen. Wenn wir verstehen, wie unsere Kinder energetisch aufgestellt sind, können wir liebevoller, bewusster und achtsamer auf sie eingehen – gerade in sensiblen Momenten wie dem Übergang in den Schlaf.

Das Human Design ist ein System, das die Einzigartigkeit jedes Menschen hervorhebt und es ermöglicht, das eigene Leben in Einklang mit der individuellen energetischen Struktur zu gestalten. Es kombiniert Elemente aus Astrologie, dem I Ging, der Kabbala, dem Chakrensystem und der Quantenphysik, um ein umfassendes Bild von persönlichen Eigenschaften, Stärken und Herausforderungen zu zeichnen. Für Eltern bietet das Human Design wertvolle Einblicke in die spezifischen Bedürfnisse und Verhaltensweisen ihrer Kinder, insbesondere in Bezug auf Energie, Schlaf und tägliche Routinen. Durch das Verständnis der energetischen Typen deiner Kinder kannst du besser darauf eingehen, was dein Kind wirklich braucht, um sich wohl und geborgen zu fühlen. Hier wird zwischen fünf verschiedenen Energietypen unterschieden: Manifestoren, Generatoren, Manifestierende Generatoren, Projektoren und Reflektoren. Jeder dieser Typen hat eine einzigartige energetische Struktur, die auch das Schlafverhalten beeinflusst:

1. Manifestoren:
Manifestor-Kinder sind von Natur aus energiegeladen, aber sie haben nicht die konstante Energie wie die Generatoren. Daher brauchen sie Phasen der Ruhe, um sich wieder aufzuladen. Diese Kinder sollten vor dem Schlafengehen ausreichend Gelegenheit haben, ihre Energie auf natürliche Weise

abzubauen. Es ist wichtig, ihnen die Freiheit zu geben, ihren eigenen Rhythmus zu finden und nicht zu versuchen, sie zu früh ins Bett zu schicken. Ein entspannendes Ritual vor dem Schlafengehen kann ihnen helfen, sich auf die Nachtruhe einzustellen.

2. Generatoren:

Generator-Kinder verfügen über eine konstante Energiequelle und brauchen daher viel Bewegung und Aktivität im Laufe des Tages, um sich abends wirklich erschöpft zu fühlen und gut schlafen zu können. Wenn sie tagsüber nicht genug Energie verbraucht haben, kann es für sie schwierig sein, zur Ruhe zu kommen. Es ist wichtig, dass sie körperlich aktiv sind und ihr „Energiefass" leeren können, bevor sie ins Bett gehen. Eine klare, strukturierte Abendroutine kann ihnen ebenfalls helfen, sich auf den Schlaf einzustimmen.

3. Manifestierende Generatoren:

Manifestierende Generatoren sind eine Mischung aus Manifestoren und Generatoren und sind ähnlich wie die Generatoren sehr energiegeladen, haben jedoch auch den Wunsch, schnell und effizient zu handeln. Sie brauchen viel Bewegung und Herausforderungen während des Tages. Schlafroutinen sollten flexibel sein, um ihre spontane und impulsive Natur zu berücksichtigen. Diese Kinder könnten es schwierig finden, sich zu entspannen, wenn sie das Gefühl haben, dass sie noch nicht genug getan haben. Es ist hilfreich, sie abends an Aktivitäten zu beteiligen, die sowohl körperlich als auch geistig fordernd sind, damit sie ausgepowert ins Bett gehen.

4. Projektoren:
Projektor-Kinder haben nicht die gleiche konstante Energiequelle wie Generatoren und Manifestierende Generatoren. Daher sollten sie darauf achten, nicht zu viel zu tun und regelmäßig Pausen einzulegen. Für sie ist es entscheidend, ein entspannendes und beruhigendes Schlafumfeld zu schaffen. Überreizung und Überforderung können dazu führen, dass sie Probleme haben, einzuschlafen. Sie benötigen meistens mehr Schlaf als die anderen Typen und können davon profitieren, wenn sie sich vor dem Schlafengehen eine ruhige Zeit gönnen, um sich zu entspannen und abzuschalten.

5. Reflektoren:
Reflektor-Kinder sind besonders sensibel gegenüber ihrer Umgebung und den Energien anderer Menschen. Sie neigen dazu, die Energie ihrer Umgebung aufzunehmen und zu reflektieren, was es für sie besonders wichtig macht, ein ruhiges und harmonisches Schlafumfeld zu haben. Diese Kinder brauchen einen festen und sicheren Raum, der ihnen hilft, sich von den Einflüssen des Tages zu erholen. Ein regelmäßiger Schlafrhythmus und ein ruhiges, abgeschirmtes Umfeld sind entscheidend für ihr Wohlbefinden.

Wenn du mehr über das Human Design erfahren und deine eigene Human Design Chart erstellen möchtest, und herausfinden möchtest, welcher der 5 Typen dein Kind ist, schaue folgende Webseite an:
www.andreawirsum.com/de/human-design

Quellen

Seite 9–11: LeBourgeois, M. K., Carskadon, M. A., Akacem, L. D., Simpkin, C. T., Wright, K. P. Jr., Achermann, P., & Jenni, O. G. (2013). *Circadian phase and its relationship to nighttime sleep in toddlers.* Journal of Biological Rhythms, 28(5), 322–331.

Seite 18–21: Schlafdauer bei Kindern: Mindell, J. A., Telofski, L. S., Wiegand, B., & Kurtz, E. S. (2009). *A nightly bedtime routine: impact on sleep in young children and maternal mood.* Sleep, 32(5), 599–606. https://doi.org/10.1093/sleep/32.5.599

Seite 18–21: Schlafdauer bei Kindern: Touchette, É., Petit, D., Séguin, J. R., Boivin, M., Tremblay, R. E., & Montplaisir, J. Y. (2007). *Associations between sleep duration patterns and behavioral/cognitive functioning at school entry.* Sleep, 30(9), 1213–1219. https://doi.org/10.1093/sleep/30.9.1213

Seite 18–21: Schlafdauer bei Kindern: Gruber, R., Somerville, G., Paquin, S., Smith, I. M., & Roberts, W. (2014). *Sleep efficiency and daytime functioning in children with ADHD and mild mood disorders.* Sleep Medicine, 15(9), 1026–1034. https://doi.org/10.1016/j.sleep.2014.05.005

Seite 25–27 Umgang mit Ängsten: Mindell, J. A., Sadeh, A., Wiegand, B., How, T. H., & Goh, D. Y. T. (2010). *Cross-cultural differences in infant and toddler sleep.* Sleep Medicine, 11(3), 274–280. https://doi.org/10.1016/j.sleep.2009.04.012

Seite 25–27 Umgang mit Ängsten:

1. Zur Wirkung von Achtsamkeit auf das Nervensystem und Stresshormone:

   Bhasin, M. K., Dusek, J. A., Chang, B.-H., Joseph, M. G., Denninger, J. W., Fricchione, G. L., Benson, H., & Libermann, T.

A. (2013). *Relaxation Response Induces Temporal Transcriptome Changes in Energy Metabolism, Insulin Secretion and Inflammatory Pathways.* PLoS ONE, 8(5), e62817 https://doi.org/10.1371/journal.pone.0062817

2. Zur Wirkung von Oxytocin durch Berührung und Bindung: Grewen, K. M., Anderson, B. J., Girdler, S. S., & Light, K. C. (2005). *Warm partner contact is related to lower cardiovascular reactivity.* Biological Psychology, 69(1), 5–21. https://doi.org/10.1016/j.biopsycho.2004.11.002

Geführte Einschlafmeditationen für dein Kind

Über meinen Linktree-QR-Code kannst du kostenlos geführte Einschlafmeditationen downloaden:

Danksagung

Dieses Buch wäre nicht entstanden ohne die Menschen, die mich auf meinem Weg begleiten, inspirieren und unterstützen – auf allen Ebenen des Seins.

Mein tiefster Dank gilt meiner Tochter. Von ihr habe ich mehr über Elternschaft, Psychologie, Energiearbeit und die unsichtbare Verbindung zwischen Eltern und Kindern gelernt, als aus jedem Buch und jeder Ausbildung. Sie ist mein größter Lehrer, mein spiritueller Kompass, meine berufliche Inspirationsquelle und mein Vorbild – Tag für Tag.

Ich danke meiner Mutter von Herzen. Für ihre Liebe, ihr Vertrauen und ihre unerschütterliche Unterstützung in allem, was ich tue. Sie ist mein größter Fan im Leben, offen für meine spirituelle Entwicklung und mit ganzem Herzen an meiner Seite – in jeder Lebensphase.

Meinem Mann danke ich für seine bedingungslose Unterstützung – als Partner, als Vater und als Mensch. Er steht immer hinter mir, hat mich beim Aufbau meines Kindergartens mit vollem Herzen unterstützt und lebt die bewusste Elternschaft aus Überzeugung. Seine Präsenz in unserer Familie ist ein großes Geschenk.

Ein liebevolles Danke geht an den Nymphenburger Verlag – insbesondere an Stefan Raps und meine Lektorin Laila Prota – für die geduldige, wertschätzende und herzliche Begleitung dieses Buchprojekts. Danke, dass ihr an mich und an dieses Buch glaubt und Spiritualität für Eltern und Kinder mit in die Welt tragt.

Ein besonderer Dank gilt Valeska Foltin und Torsten Kurth, bei denen ich viele Jahre als Kindermädchen gearbeitet habe. Sie waren mir ein großes Vorbild für entspannte, bedürfnisorientierte Elternschaft – liebevoll, friedlich und präsent. Ihre Haltung hat mich zutiefst geprägt, ebenso wie die liebevollen Kinder, die ich begleiten durfte.

Mein Dank gilt auch all den Eltern, die mir in Beratungsgesprächen, Energieheilsitzungen, Seelenverbindungen oder in meinen Online-Kursen begegnet sind. Durch jede einzelne Familie durfte ich lernen, wachsen und erkennen, wie einzigartig die energetischen Dynamiken in jeder Eltern-Kind-Beziehung sind. Danke für euer Vertrauen.

Und schließlich danke ich meinem geistigen Seelenteam – meiner Seelenfamilie, die mich Tag für Tag auf energetischer Ebene begleitet, inspiriert und trägt. Durch ihre Impulse aus der geistigen Welt entsteht all das, was ich in dieser Welt weitergeben darf.

Es erfüllt mich zutiefst, dass Achtsamkeit und Spiritualität in immer mehr Familien Einzug halten dürfen. Diese Arbeit ist für mich weit mehr als ein Beruf – sie ist meine Berufung, mein Herzensweg. Danke, dass ich ihn mit euch teilen darf.

Glossar

Alpha-Wellen: treten in entspannten Zuständen auf – etwa bei innerer Ruhe, Meditation oder leichter Trance.
Aura: feinstoffliches Energiefeld, das den menschlichen Körper umgibt und emotionale sowie geistige Zustände widerspiegelt.
Beta-Wellen: treten auf, wenn man wach, konzentriert oder angespannt ist. Sind mit aktiver Aufmerksamkeit verbunden.
Delta-Wellen: treten in der Tiefschlafphase auf. Sie stärken das Immunsystem, fördern die Regeneration und das Wachstum.
Elektromagnetische Strahlung: elektrische und magnetische Wellen (z. B. Licht, WLAN), die biologischen Einfluss haben können
Gamma-Wellen: treten bei höherer mentaler Aktivität, intensiver Konzentration und kognitiven Prozessen wie Problemlösen auf.
Herzchakra: viertes von sieben Energiezentren im Körper. Steht für Liebe, Mitgefühl, Heilung und emotionale Balance.
Human Design: Konzept, das Astrologie, Kabbala und Chakrenlehre kombiniert, um Persönlichkeitstypen zu beschreiben.
Limbisches System: Netzwerk von Gehirnstrukturen, das mit Emotionen, Gedächtnis und Verhaltenssteuerung in Verbindung steht.
Melatonin: im Gehirn produziertes Hormon, das eine bedeutende Rolle bei der Regulierung des Schlaf-Wach-Rhythmus hat.
Neuroplastizität: Fähigkeit des Gehirns, sich durch Erfahrungen zu verändern – z. B. beim Lernen oder nach Verletzungen.
Oxytocin: Hormon, das eine wichtige Rolle bei der Geburt, dem Stillen und der Bindung zwischen Eltern und Kind spielt.
REM-Schlaf: Schlafphase mit intensiver Gehirnaktivität. Wichtig für emotionale Verarbeitung, Gedächtnisbildung und kognitive Entwicklung.
Resilienz: Fähigkeit, sich von schwierigen oder belastenden Ereignissen zu erholen und an ihnen zu wachsen.
Synapsen: bilden den Übergang zwischen zwei Nervenzellen. Diese entwickeln sich im Neugeborenenalter in Sekundenschnelle.
Theta-Wellen: treten während des Schlafes, in Trancezuständen oder bei tiefer Meditation auf. Fördern die Lernfähigkeit und Fantasie.

Über die Autorin

Ksenija Rodos ist Pädagogin, Reiki-Heilerin, Podcasterin und Expertin für bewusste und spirituelle Elternschaft. Geboren in der Ukraine und aufgewachsen in Deutschland, führte sie ihr Lebensweg durch verschiedene Kulturen und Erziehungsstile – von Deutschland über Spanien bis nach Bali, wo sie seit 2020 mit ihrer Familie lebt. Diese tiefgreifenden Erfahrungen prägen ihre Arbeit und ihr einzigartiges Verständnis von Elternschaft, das sie mit Spiritualität und Achtsamkeit verbindet.

Seit fast 20 Jahren begleitet sie Kinder und Eltern auf ihrem Weg zu einem bewussten und erfüllten Familienleben. Ihr eigenes Leben erfuhr durch die Spiritualität eine Transformation, die nicht nur ihre Elternschaft revolutionierte, sondern auch dazu führte, dass sie anderen Eltern nun hilft, generationsübergreifende Muster zu durchbrechen und eine neue, friedvolle Verbindung zu ihren Kindern aufzubauen.

Im Jahr 2020 gründete sie den Podcast „Kundalini Eltern“, der als erster deutschsprachiger Eltern-Podcast Spiritualität und Psychologie miteinander vereint. Mit tausenden Zuhörern jeden Monat inspiriert der Podcast Familien dazu, ihre Beziehungen zu vertiefen und durch Achtsamkeit, innere Heilung und bewusste Kommunikation eine völlig neue Ebene des Familienlebens zu erreichen.

Ksenija ist außerdem Gründerin eines Kindergartens auf Bali, in dem sie innovative Erziehungsansätze mit spirituellen Prinzipien vereint.

Mit ihrer Ausbildung zur Reiki-Heilerin und ihrer Arbeit in der Energie- und Chakraheilung bietet Ksenija nicht nur Eltern, sondern auch Kindern eine tiefgreifende Unterstützung, um auf allen Ebenen zu heilen und zu wachsen.

Bildnachweis

12 fotos von shutterstock: S. 11/Anton Watman, S. 23/Sergey Nivens, S. 26/Kasefoto, S. 33/DimaBerlin, S. 42, 61/Evgeny Atamanenko, S. 45/ Taras Grebinets, S. 48/BaLL LunLa, S. 51/Natalia Deriabina, S. 54/Marina Demidiuk, S.66/ Alexxndr, S. 93/InezBazdar; 2 Fotos von Ksenija Rodos: S. 4, Buchklappe U7; 3 Grafiken von Ksenija Rodos: S. 15, 16, 21; 3 Illustrationen von Laila Prota: S. 98, Buchklappe U5; Buchklappe U6; 1 KI-generierte Illustration: Buchklappe U5 (box breathing)

Impressum

Umschlaggestaltung von Claudia Eder unter Verwendung einer abgewandelten Illustration von istock/Anastasia Malachi

Alle Angaben in diesem Buch erfolgen nach bestem Wissen und Gewissen. Sorgfalt bei der Umsetzung ist indes dennoch geboten. Der Verlag und die Autorin übernehmen keinerlei Haftung für Personen-, Sach- oder Vermögensschäden, die aus der Anwendung der vorgestellten Materialien, Methoden oder Informationen entstehen könnten.

Unser gesamtes Programm finden Sie unter
kosmos.de/nymphenburger

Gedruckt auf chlorfrei gebleichtem Papier

FSC www.fsc.org MIX Papier | Fördert gute Waldnutzung FSC® C015829

© 2025 nymphenburger in der
Franckh-Kosmos Verlags-GmbH & Co. KG,
Pfizerstraße 5–7, 70184 Stuttgart
kosmos.de/servicecenter
Alle Rechte vorbehalten
Wir behalten uns auch die Nutzung von uns veröffentlichter Werke für Text und Data Mining im Sinne von § 44b UrhG ausdrücklich vor.
ISBN 978-3-96860-113-7
Projektleitung und Lektorat:Laila Prota
Gestaltung und Satz: Katrin Kleinschrot, Stuttgart
Produktion: Nina Renz
Druck und Bindung: Printer Trento S.R.L., Trento
Printed in Italy / Imprimé en Italie